AF602944

ÉTUDES

SUR

LES HERNIES ABDOMINALES

ET LEUR CURE RADICALE;

Par Constant CAVENNE,

Ex-Élève des Hôpitaux civils de Paris et Médecin de la Faculté de Paris.

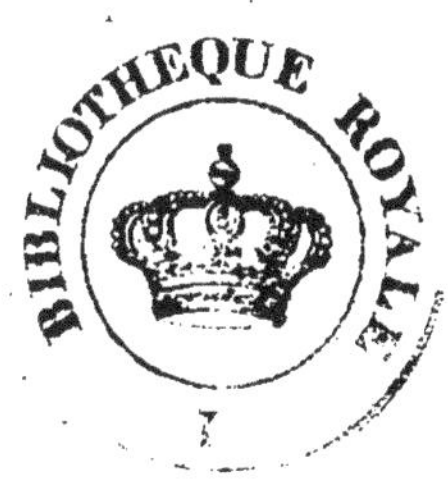

L'Ouvrage se trouve :

CHEZ JUST ROUVIER, LIBRAIRE-ÉDITEUR,

Rue de l'École-de-Médecine, 8, à Paris,

ET CHEZ L'AUTEUR, A LESCHELLE (Aisne).

(*Affranchir.*)

1844

Paris.— Imprimerie de PAUL DUPONT et Comp.,
Rue de Grenelle-St-Honoré, 55.

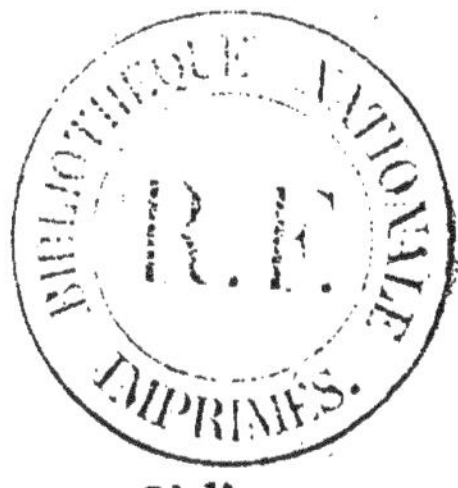

PRÉFACE.

Si l'ouvrage que j'offre au public paraît peu de chose pour ses dimensions, j'oserai faire observer qu'il n'en est pas moins important par les questions qui s'y trouvent traitées.

Tour à tour proposée, abandonnée, reprise, l'opération de la cure radicale de la hernie est aujourd'hui méprisée, oubliée, abandonnée, et presque un objet de scandale pour les bigots de la science. Je ne me le dissimule pas; pour traiter un sujet aussi grave, j'ai bien des obstacles à vaincre : d'abord, il faut le dire, je redoute mon insuffisance pour résoudre avec toute l'autorité convenable un des points les plus délicats, les plus difficiles de la haute chirurgie, et dont les hommes éminents de la science se sont déjà occupés avant moi.

Puis, à cette effrayante difficulté pour un homme encore inconnu dans le monde médical, vient se joindre l'embarras de me faire bien comprendre de ceux auxquels je destine spécialement cet ouvrage, tous plus ou moins étrangers aux termes de la médecine.

Quant à la gravité ou à l'innocuité de l'opération, les observations qui vont suivre me dispensent d'en parler, et répondront elles-mêmes plus victorieusement que je ne saurais le faire. Mais, ce qui me ferait hésiter surtout, si je n'avais en moi la foi profonde de pouvoir être utile, ce serait la crainte de voir flétrir mes intentions du nom de lèse-société; je comprends d'autant mieux qu'on puisse s'y tromper, que, plus d'une fois, j'ai porté moi-même un peu à la légère de pareils jugements, et si mon opinion a changé si complétement à cet égard, je le dois aux observations répétées qui sont venues frapper mes yeux, aux études particulières auxquelles je me suis incessamment livré.

Au premier coup d'œil, en effet, on recule effrayé devant les conséquences qui s'offrent à l'esprit, car ces conséquences viennent briser l'union des époux, l'espoir de la paternité, et doivent amener le désordre au sein de la famille.

A ces graves accusations, je répondrai simplement : l'opération de la cure radicale des deux côtés doit être aussi rare que possible et réservée exclusivement aux cas désespérés. On ne devra l'invoquer que comme on invoque la déportation pour le rachat des jours d'un condamné à mort. Ce ne sera donc pas le médecin alors, créature finie et bornée, qui arrachera son semblable aux droits de citoyen, mais la volonté insondable de Dieu.

Reste maintenant l'opération partielle, dont je ne défends toujours que le côté social ; le côté médical sera également défendu par lui-même.

Le malade qui supportera cette opération se trouvera non-seulement délivré d'une terreur de chaque instant, de souffrances atroces et sans cesse renaissantes, mais il conservera encore dans toute sa plénitude les droits attachés à sa *qualité d'homme*. Toujours propre à la paternité, la vie de famille ne sera pas fermée pour lui ; car Dieu, dans son infinie prévoyance, ayant créé double chacun de nos organes ou plus sensibles ou plus menacés, un de ces organes peut être retranché sans qu'il en résulte une perturbation, un brisement dans l'individualité humaine. D'ailleurs, je ne propose cette opération que lorsque les autres moyens ont échoué et que la glande est malade et par conséquent impropre à remplir ses usages physiologiques.

Toutefois, si, malgré les avis favorables de casuistes distingués que j'ai consultés à cet égard, il répugnait encore d'appliquer cette opération aux hernies inguinales chez l'homme, quoique la glande fût malade, il resterait à ce moyen un champ assez vaste pour s'exercer ; les hernies crurales, sans être aussi fréquentes que chez les femmes, n'en méritent pas moins toute la sollicitude du chirurgien herniaire. C'est surtout pour ces hernies et celles de la ligne blanche, de l'ombilic et les anomales, si communes aux deux sexes, et les hernies inguinales chez les femmes, que cette opération brille dans tout son éclat ; aucun scrupule, aucune restriction sociale ne s'élève dans le cœur ; l'opération fût-elle des deux côtés, elle n'apporte aucun préjudice à sa prérogative maternelle.

Elle n'est point aussi douloureuse; elle est prompte, et les récidives ne sont pas à craindre. La vie n'est pas plus compromise que dans l'opération de la cataracte ou de la fistule à l'anus, etc. Mais, bien que je ne l'aie jamais vue faillir, ce serait pourtant le fait d'un charlatan effronté que d'affirmer qu'elle n'offre pas plus de gravité que l'opération de la saignée, quand celle-ci, qui est si innocente, si simple, peut le devenir, quoiqu'elle ne le soit pas essentiellement par elle-même.

Certes, il est temps que cette belle partie de l'art de guérir, qui est restée jusqu'à ce jour le partage exclusif des bandagistes et de gens sans aveu, qui émasculent à tort et à travers, sans pitié et sans distinction d'âge, reprenne le rang qu'elle a le droit d'occuper dans la science.— Je suis persuadé qu'avant peu, si les hommes instruits voulaient s'en occuper sérieusement, sans avoir égard à l'espèce de dévolu porté contre elle, la population mâle se verrait bientôt délivrée de la cruelle infirmité qui la décime si prématurément, sans même qu'il soit nécessaire de recourir à l'amputation de l'organe séminifère quoique malade, soit à l'aide de l'électropuncture ou de l'incision des téguments, de la compression du collet avec un bandage en fil de fer muni d'une pelote étroite, et de l'injection; soit à l'aide d'un autre moyen analogue, ou de l'inoculation de quelques boutons de vaccin. Déjà je possède quelques exemples de guérisons obtenues par ce dernier moyen conjointement avec le décubitus.

Puissent ces propositions encourager quelques essais! je m'estimerais très-heureux de les avoir provoqués, sinon d'en avoir donné l'exemple : ce serait une bien douce satisfaction offerte à l'œuvre humanitaire, à laquelle je me suis voué, malgré les ennuis de l'injuste prévention qui l'accompagne, en même temps que la plus précieuse récompense accordée à mes veilles.

PROLOGUE.

L'Auteur de la Nature, en créant les êtres, leur assigna certaines formes particulières en rapport avec le but de ses mystérieuses intentions et leur mode de sentir. Le mollusque destiné à vivre dans un milieu qui se prête merveilleusement à sa texture, à son organisation gélatiniforme, trouvant autour de lui les bienfaits de la Providence, qui s'offrent en quelque sorte d'eux-mêmes à ses cent bouches, il était inutile qu'il fût doué d'un plus grand appareil de résistance et de locomotion. Plus nous nous élevons dans l'échelle des êtres organisés, plus nous voyons les moyens de résistance s'accroître en raison des milieux, les formes se développer, se modifier et atteindre enfin dans les mammifères le dernier degré de perfection.

Mais l'homme, ce chef-d'œuvre de la création apparente, cet être de prédilection destiné à établir de nombreux rapports avec le reste de l'univers, qu'il met incessamment à contribution, non-seulement il lui fallait un organe intellectuel propre à réfléchir ses sensations, à les comparer, il fallait encore qu'il fût pourvu d'appareil propre à fuir les corps environnants, à leur résister, à les choisir, à se les approprier selon que ces corps l'affectaient bien ou mal. Qu'on pénètre sa structure intime, l'on verra que rien n'a été épargné pour sa précieuse conservation; partout l'on y verra aussi la solidité jointe à l'élégance des formes. Remarquez cette parcimonie intelligente dans la distribution de la matière! plus c'eût été mal, moins c'eût été mal encore !.....

Oh! que l'homme dut être beau en sortant des mains de la nature! alors que son front n'était point courbé par le faix des années et du travail, alors que ses yeux brillaient d'un feu doux et intelligent, que sa démarche verticale était souple et assurée, que son tronc et ses membres médiocrement saillants étaient gracieux et flexibles !... Oh ! alors, dis-je, le besoin et tout son cortége de maladies, de vices et de souffrances ne l'avaient point encore assailli dans tout son être et dans sa postérité ; ses aponévroses d'enveloppes n'étaient jamais douloureusement tiraillées par de fortes contractions musculaires ; le pénible travail n'avait pas encore rompu l'équilibre entre la puissance expansive des viscères abdominaux et la résistance passive des parois aponévrotiques qui, sous des noms divers et sous diverses formes, enceintrent cette cavité. A cette époque fortunée, l'homme régnait sur la nature aussi bien par l'admirable harmonie de son corps que par sa puissante volonté.

Les fils d'Eve ne formaient pas, comme depuis, deux grandes familles distinctes, l'une, type primitif, noble et gracieuse, transmettant encore ses traits et ses formes heureuses à ses enfants privilégiés....; l'autre, asservie, de plus en plus grossière, heurtée, désharmonique, marquée au front, se rapprochant de la brute dont elle partage souvent l'ignorance et le dur labeur.....

Aussi, quel médecin penseur et consciencieux, en visitant le pauvre, en parcourant d'un douloureux regard son corps flétri, ses formes tourmentées, n'a pas senti au premier abord toute l'importance que devait avoir un tel état d'abâtardissement dans la production et l'hérédité de la hernie (1) !

---

(1) Parmi les conscrits parisiens examinés de 1816 à 1823, M. Malgaigne a compté : dans les arrondissements riches (1er, 2e, 4e), un hernieux sur 37;

Dans les arrondissements aisés (3e, 5e, 7e, 11e), un hernieux sur 38;

Dans les arrondissements pauvres (6e, 8e, 9e, 10e et 12e), un hernieux sur 28.

D'après les calculs de M. Malgaigne, il y aurait, pour la France et pour tous les âges de la population mâle, un hernieux sur 13 individus. Pour le sexe féminin, la proportion serait de 1/52, c'est-à-dire un peu plus que la moitié.

Ce n'est pas à dire pourtant qu'on n'observe exclusivement la hernie que dans cette classe d'hommes. — Assez d'exemples prouvent le contraire ; mais j'ai prétendu faire entendre que l'éducation physique, comme l'éducation morale, perfectionne ou altère les races (1), que les formes se transmettent comme les maladies, et que la nature, que le genre des occupations y prédispose singulièrement : témoin les prêtres, que leurs humbles et saintes fonctions amènent journellement aux pieds des autels ou de l'oratoire, en sont plus souvent atteints que l'homme de lettres. Par la même raison, les femmes en devraient être moins souvent affectées que les hommes ; mais à la campagne, où elles partagent les travaux de leurs rustiques époux, où des accouchements nombreux sont les seules marques évidentes d'une grande tendresse conjugale, les hernies sont énormément fréquentes (2).

Cependant, si l'hérédité joue un si puissant rôle dans la production de la hernie, les professions qui exigent un grand déploiement de forces musculaires y contribuent au moins pour le plus grand nombre, et il est facile de se rendre compte de ce résultat, quand on considère que les efforts s'exercent le plus ordinairement dans la position qui leur offre le plus d'avantages ; je veux dire dans la station debout et dans l'âge (3) où

(1) La révolution de 89, si bienfaisante sous d'autres rapports, contribuera peut-être, par le rapprochement des deux grandes familles, à augmenter encore cette fâcheuse infirmité ; car c'est un fait digne de remarque, que l'hérédité se transmet surtout du côté des femmes, et les mésalliances, si tant il y a, viennent plutôt du côté des mâles. Au reste, je laisse le soin de résoudre ou de discuter ces réflexions aux médecins statisticiens et aux philosophes.

(2) De quarante à cinquante ans, le nombre des hernieux diminue un peu chez les hommes, mais une prédominance marquée reste chez les femmes, elle atteint jusqu'à 1/3. MALGAIGNE.

(3) Quarante ans ! C'était l'époque virile des heureux patriarches ! Leur longue carrière n'était point interrompue par les tourments et les maux sans nombre, tristes apanages de nos sociétés dites policées. Leurs jours coulaient délicieusement dans la paix du cœur et dans l'abondance, dans le lieu

l'homme, souvent par une malheureuse coïncidence, est encore dans toute son énergie morale, mais où sa nature physique commence déjà à fléchir par l'effet du travail forcé auquel il est condamné dès ses plus jeunes ans. Dans cette attitude, les muscles de la paroi antérieure de l'abdomen participent également à l'effort quand il a une certaine étendue, ils se roidissent entre leurs points d'attache, la poitrine se gonfle d'air pour donner plus de fixité aux insertions supérieures qui en cet état sont encore mobiles, mais celles du bassin, au moyen des aponévroses et de l'arcade crurale, sont irrévocablement immuables. L'effort musculaire s'y propage de proche en proche, s'y épuise souvent ou se transmet à l'appui commun. Il en résulte que cette région, composée de tissus inextensibles, s'use, s'amincit et s'éraille bien vite avec le temps.

Si on considère, en outre, que la paroi antérieure-inférieure de l'abdomen est la plus mince et la plus prédisposée, par ses ouvertures naturelles, à livrer passage aux viscères dont elle soutient la masse, qu'elle se trouve chez les individus obèses dans l'axe du corps, on comprend qu'elle devait être le *consensus* des causes herniaires.

Cette fâcheuse prédilection est encore favorisée par la voûte oblique du diaphragme, qui pousse les viscères en avant et à droite; par la saillie sacro-vertébrale, qui agit dans le même sens, et par la disposition échancrée du plancher osseux en forme de plan incliné d'arrière en avant.

Et si, par induction, nous recherchions quel côté des parois abdominales devait être le plus souvent affecté de hernies, nous verrions que la plupart des hommes faisant usage de la main droite, cette habitude devait amener à la longue une incurvation latérale gauche de la colonne vertébrale, prédisposi-

---

et dans le cercle où la nature les avait placés, sans redouter le cruel avenir et nos besoins factices; aussi la plupart de nos maladies devaient-elles leur être inconnues, et notamment les hernies. Dans nos mœurs de fer, le vase s'use ou se brise avant que la liqueur qu'il contient en soit évaporée.

tion qui est encore favorisée par l'inclinaison du diaphragme et par la présence à gauche du rectum souvent distendu par des matières stercorales.

Par ces causes réunies, jointes aux professions qui exigent des efforts musculaires répétés dans cette région et qui en affaiblissent les tissus, les viscères abdominaux devaient bien plus souvent se présenter à droite qu'à gauche, et plus souvent chez l'homme que chez la femme, qui ordinairement est livrée à des travaux moins pénibles. C'est ce que l'expérience confirme. En effet, les tiraillements, les efforts continuels auxquels certains hommes sont journellement exposés, produisent l'écartement, l'éraillement des fibres aponévrotiques, qui, tout au contraire des fibres musculaires, s'usent, s'amincissent par le travail (1).

Sans doute cette étiologie est soumise à de nombreuses exceptions, mais les exceptions ne font-elles pas la règle?

---

(1) Lorsque les aponévroses sont soumises à une cause de distension lente et graduelle, elles finissent par céder ; mais alors elles s'éraillent, s'affaiblissent, et remplissent incomplétement leurs fonctions. Leur division ou leur destruction est accompagnée du déplacement des parties qu'elles étaient destinées à brider. CRUVEILHIER.

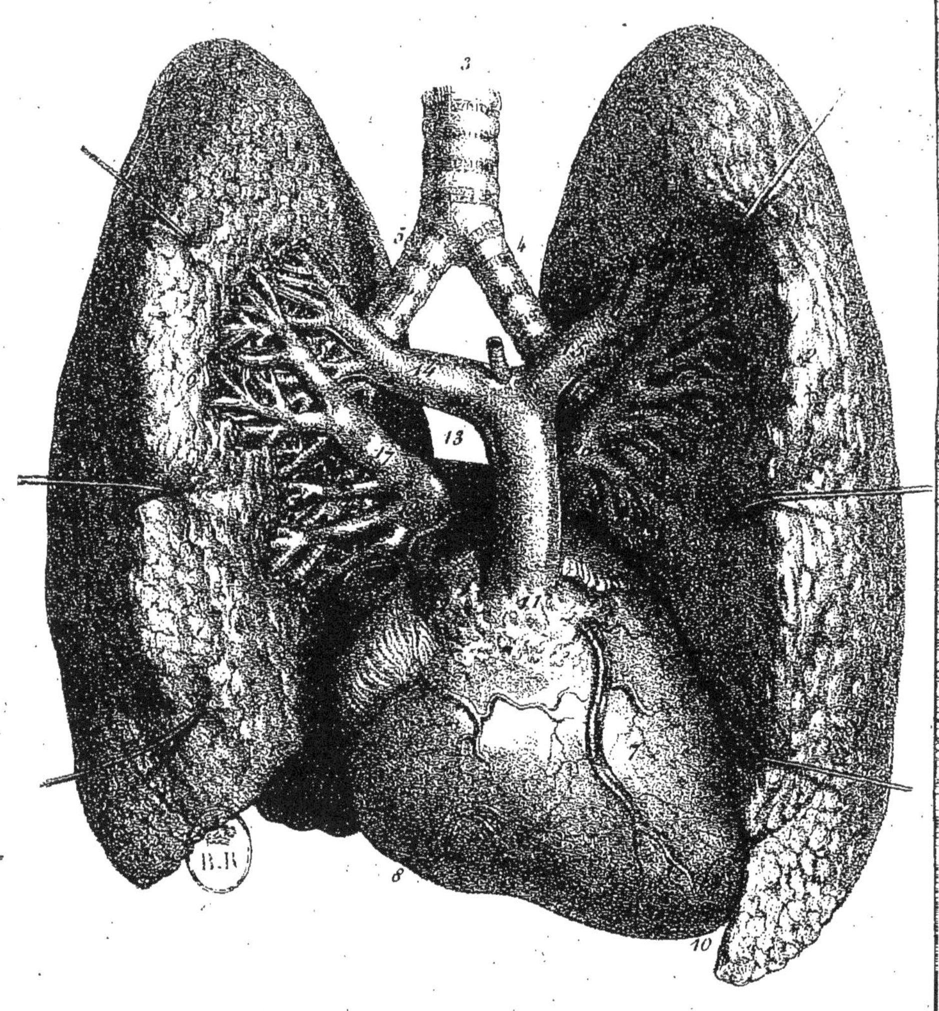

1. Poumon droit. — 2. Poumon gauche. — 3. Extrémité inférieure trachée. — 4 et 5. Bronches. — 6. Division des bronches dans les poumons. — 7. Face antérieure du cœur. — 8. Bord droit. — 9. Bord gauche. — 10. Pointe. — 11. Aorte coupée. — 12. Veine cave supérieure. — 13. Partie supérieure de l'oreillette gauche. — 14. Artère pulmonaire droite. 15. *Idem* gauche. — 16. Tronc artériel. — 17. Veine pulmonaire supérieure droite. — 18. *Idem* gauche. — 19. Veine pulmonaire inférieure droite. — 20. *Idem* gauche, pénétrant dans l'oreillette gauche.

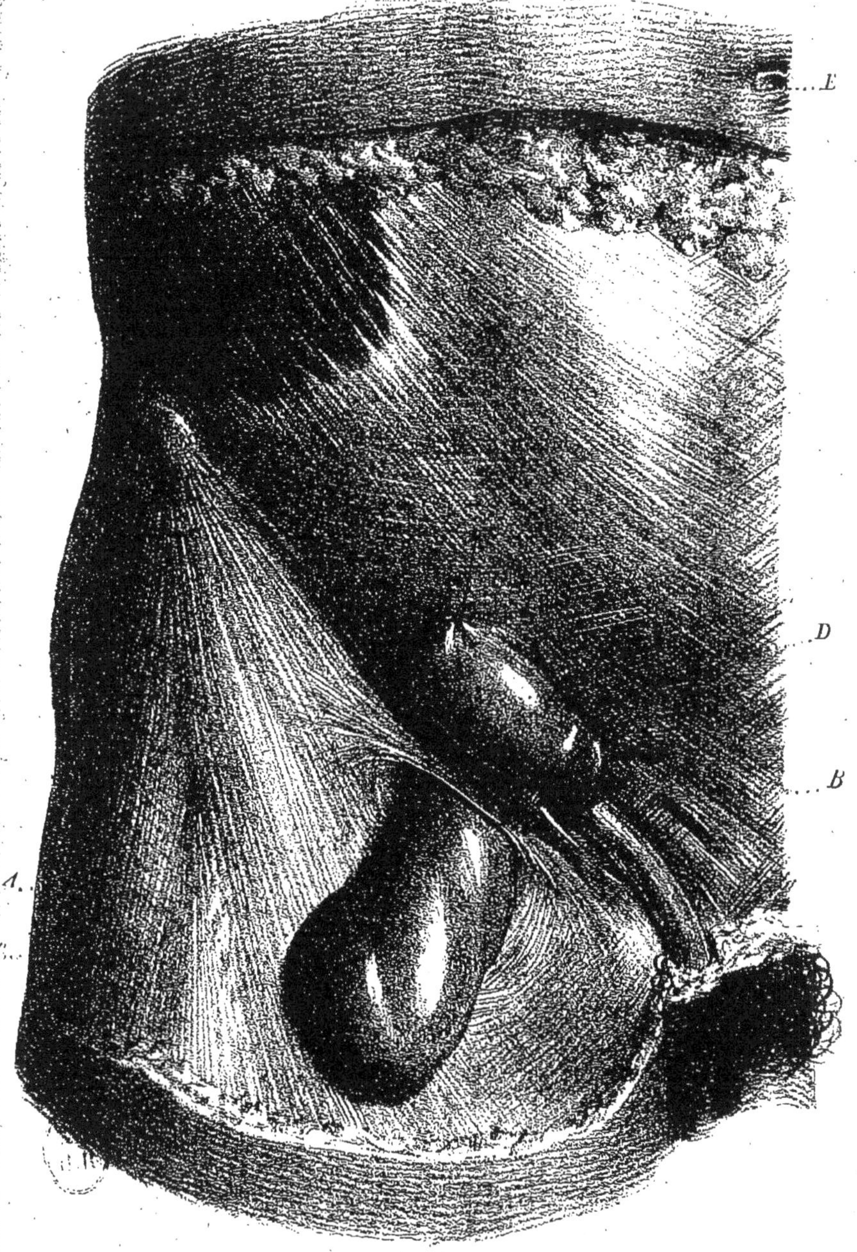

HERNIES CRURALE ET INGUINALE CHEZ L'HOMME.

A. Arcade crurale.
B. Anneau inguinal.
C. Hernie crurale.
D. Hernie inguinale renversée et maintenue par une épingle.
E. Anneau ombilical.

ÉTUDES

SUR

LES HERNIES ABDOMINALES

ET LEUR CURE RADICALE.

MEMENTO ANATOMIQUE.

J'avais eu d'abord la pensée de donner la description anatomique de la cavité ventrale et des organes qui y sont contenus ; mais, réfléchissant ensuite que quelques gravures parleraient mieux à l'intelligence de mes lecteurs et rempliraient mieux le but que je me propose, c'eût été faire oiseusement étalage de savoir anatomique près des personnes auxquelles cette science est plus ou moins étrangère. D'ailleurs je n'ai rien à ajouter aux beaux travaux de MM. J. Cloquet et Cruveilhier, mes maîtres ; je me bornerai à décrire succinctement les organes qui se rattachent plus immédiatement au sujet que je traite.

J'examinerai donc brièvement :

La miologie,
L'aponévrologie,
L'artériologie,

de la paroi antérieure de l'abdomen.

On appelle *muscles* ces organes rougeâtres composés de fibres molles, flexibles, douées de la faculté de se contracter sous l'influence de la volonté (c'est ce qu'on nomme vulgairement chair). Ces organes ne s'attachent jamais immédiatement aux leviers qu'ils doivent mouvoir sans l'intermédiaire d'une autre substance qui diffère de la musculaire sous beaucoup de rapports physiques et organiques. — Cette substance constitue les aponévroses ou les tendons, suivant la forme qu'elle affecte.

Les *artères* sont des canaux cylindriques destinés à porter le sang du cœur dans toutes les parties du corps. Elles naissent toutes d'un tronc commun qui lui-même part du cœur. — On les a comparées à un arbre dont la sève se distribue du tronc aux branches, aux rameaux, aux ramuscules, etc.

Muscle diaphragme.

Le muscle diaphragme, qu'on ne rencontre que chez les mammifères, est une cloison mince qui sépare la poitrine, dont elle forme le plancher, du ventre dont elle forme la voûte. Il est fixé à la partie inférieure du sternum, — à la face interne des dernières côtes et à la région lombaire de la colonne vertébrale. Sa face inférieure ou abdominale répond à droite (où elle est très-concave) au foie sur lequel elle se moule ; — à gauche elle répond à la rate et à la grosse extrémité de l'estomac ; — en arrière, de chaque côté de la colonne vertébrale, elle répond aux reins. La face supérieure (plus convexe à droite) sert de plancher aux poumons, de support au cœur : ce qui explique ses battements au creux de l'estomac.

Action du diaphragme. — Ce muscle est destiné à l'inspiration et à l'expiration. Dans le premier cas, il se contracte ; dans le second, il se relâche. Il sert à expulser les matières fécales, l'urine, et est un puissant auxiliaire à l'utérus pour chasser le produit de la conception. — Sa position déclive de haut en bas, et d'avant en arrière, de droite à gauche, explique la fréquence des hernies à la paroi antérieure—inférieure droite de l'abdomen. Il est percé de plusieurs ouvertures qui donnent passage au canal alimentaire, aux vaisseaux sanguins. Ce muscle est quelquefois le siége de hernies.

Muscles de la région antérieure abdominale.

Les muscles de la région antérieure abdominale sont au nombre de dix, cinq de chaque côté, qui sont :

Le *grand oblique*, ainsi nommé à cause de la direction de ses fibres, — de forme carrée, — situé sur les parties antérieures latérales du bas du ventre, — s'attache : 1° en bas, à la partie la plus saillante de l'os de la hanche, — un peu à l'arcade crurale ; — 2° en haut, à la face externe des dernières côtes.

Rapports. — Le grand oblique est recouvert par la graisse et par la peau. — Le rapport le plus remarquable est celui de son bord postérieur (en arrière de la hanche) avec le bord externe du muscle grand dorsal, qui ne se croisent pas toujours. De là, quelquefois, la formation en cet endroit de la *hernie* dite *lombaire*.

Action. — Ce muscle agit sur les viscères abdominaux qu'il comprime sur les côtés dans les efforts, — dans ceux pour l'accouchement, pour la défécation, etc.

Petit oblique. — Plus petit et sous le précédent, — de forme carrée, — s'insère postérieurement aux deux dernières vertèbres lombaires, — en avant, à la ligne blanche ; — en haut, aux fausses côtes ; — en bas, à la partie interne de l'arcade crurale et à l'os de la hanche.

Rapports. — Les plus importants sont ceux de son bord inférieur : 1° avec l'anneau inguinal du grand oblique dont il obture le côté interne ; — 2° avec le cordon des vaisseaux spermatiques au-dessus duquel il passe.

Le *crémaster* est un petit muscle formé par les fibres inférieures du muscle petit oblique qui sont entraînées dans les bourses lors de la descente du testicule ; — il a pour usage de soulever cette glande pendant l'acte vénérien.

Action du petit oblique. — Compression des viscères abdominaux, — abaissement des côtes.

Transverse de l'abdomen. — Ainsi nommé à cause de la direction de ses fibres. — Ce muscle est situé sous les précédents, — de forme carrée. — Il s'attache : 1° en haut, aux six dernières côtes; — 2° en bas, en dedans et en avant de l'os de la hanche et aux 2/3 externes de l'arcade crurale, au pubis; — 3° en arrière, aux vertèbres lombaires; — 4° en avant, à la ligne blanche.

Rapports. — Ce muscle n'est séparé de la cavité ventrale que par une aponévrose mince qu'on nomme *fascia transversalis.*

Action. — Elle est bien plus grande que celle des muscles précédents. — Il comprime fortement les viscères à la manière d'une sangle.

Grand droit de l'abdomen. Situé à la partie médiane et antérieure du ventre. — Il se fixe, en haut, aux trois dernières côtes; en bas, — au pubis.

Rapports. — Ce muscle est contenu dans une gaîne aponévrotique très-forte; — en bas, et dans le ventre, cette gaîne manque entièrement. — Il est donc en rapport immédiat en cet endroit avec le péritoine. — Il est recouvert médiatement par la graisse et la peau.

Action. — En se redressant il comprime les viscères contenus dans le ventre. — Il expulse les matières stercorales, l'urine, le fœtus, etc. — Il est abaisseur des côtes.

ARTÉRIOLOGIE.

L'artère aorte, avant son immersion dans le bassin, se divise et se subdivise en plusieurs branches, rameaux ou ramuscules.

La première bifurcation donne naissance aux artères iliaques primitives, qui à leur tour ne tardent pas elles-mêmes à se bifurquer pour former les artères iliaque interne ou hypogastrique et iliaque externe. — L'artère hypogastrique descend dans l'excavation du bassin, en avant de la symphyse sacro-iliaque, et se divise en neuf branches principales chez l'homme, et onze chez la femme, que l'on classe en postérieures, antérieures, internes et inférieures ou terminales.

Branches postérieures au nombre de trois.

1° artère iléo-lombaire,
2° artère sacrée-latérale,
3° artère fessière.

Branches antérieures au nombre de trois.

1° artère ombilicale (oblitérée chez l'adulte),
2° artère vésicale,
3° artère obturatrice.

Ce dernier vaisseau, dont l'origine est extrêmement variable, est d'une haute importance dans la pratique de l'opération de la hernie crurale étranglée. Il naît souvent de l'hypogastrique, près de l'ombilicale, d'autres fois de la fessière ou de l'iliaque externe, — très-souvent d'un tronc commun avec l'artère épigastrique, rarement de la fémorale. Le trajet de l'obturatrice varie donc en raison de son origine. Lorsque l'obturatrice naît de la fémorale, elle parcourt de bas en haut le côté interne de la veine fémorale, pénètre dans le bassin par le canal crural, se contourne sur la face supérieure du corps du pubis, pour aller gagner de là le trou sous-pubien. — Lorsqu'elle provient de l'hypogastrique, son trajet est horizontal

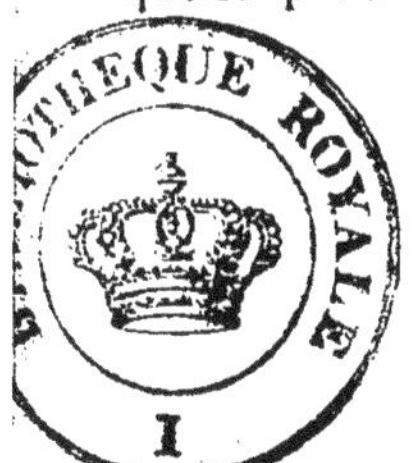

d'arrière en avant, elle est accolée par le péritoine sur les parties latérales du détroit supérieur et pénètre avec le nerf obturateur placé au-dessous d'elle, dans l'orifice interne du canal sous-pubien. Enfin, lorsqu'un tronc commun lui a donné naissance avec l'épigastrique, elle descend verticalement derrière le pubis. (Voyez sa description plus loin.)

Branches internes au nombre de trois.

1° artère hémorroïdale moyenne,
2° artère utérine,
3° artère vaginale.

Branches inférieures ou terminales au nombre de deux.

1° artère ischiatique,
2° artère génitale.

Cette dernière envoie un rameau au dartos sous le nom d'*artère de la cloison.*

L'artère iliaque externe ne fournit qu'une branche dans son trajet avant son passage sous l'arcade crurale, où elle prend le nom d'artère crurale ; mais cette branche est très-importante à étudier sous le rapport de l'opération de la hernie étranglée par la méthode ordinaire, on la nomme :

Artère épigastrique. Elle émerge de la paroi inférieure et interne de l'iliaque externe, ordinairement à 2 ou 3 lignes (4 à 7 millimètres) de l'anneau crural. M. Cruveilhier l'a quelquefois vue naître à un demi-pouce, un pouce et même deux pouce (15, 27 et même 54 millimètres) au-dessus de l'arcade crurale. Souvent l'artère obturatrice, que nous avons vue partir de l'ilia que interne ou hypogastrique, naît d'un tronc commun avec l'ar tère épigastrique. Sur 250 sujets observés par M. J. Cloquet, l'ob turatrice prenait son origine 150 fois de l'épigastrique des deu côtés ; 28 fois d'un seul côté, et 6 fois immédiatement de l'artèr crurale ; ainsi, sur 250 opérations de débridements, 178 foi l'obturatrice naîtra de l'épigastrique, et viendra, par conséquent, compliquer cette opération près de 3 fois contre une.

Que l'artère épigastrique donne ou ne donne pas l'obturatrice, voici comment elle se comporte : arrivée au niveau de l'orifice interne du canal inguinal, et placée entre le péritoine et le fascia transversalis, elle passe *sous* le cordon spermatique chez l'homme, ou le ligament rond chez la femme, dont elle croise la direction à la manière d'une anse renversée ; ensuite elle remonte obliquement en côtoyant la paroi interne de l'orifice abdominal du canal inguinal, en faisant avec l'horizon un angle d'environ 45 degrés pour aller gagner le bord externe du muscle droit, puis sa face postérieure, et enfin se terminer à l'ombilic en s'anastomosant avec la mammaire interne.

Dans ce trajet, l'épigastrique fournit des rameaux au péritoine, une branche sort par l'anneau inguinal, et se distribue à la gaîne du cordon (rameau funiculaire), à la tunique vaginale, au scrotum et au crémaster ; chez la femme, au ligament rond et au mont de Vénus, etc. — C'est au niveau de la convexité de l'anse renversée formée par l'artère épigastrique, et au moment où elle passe sous le cordon ou sous le ligament rond, que part l'obturatrice quand elle provient de l'épigastrique. Cette portion *horizontale* de l'artère est quelquefois nulle, ou plus ou moins longue (de 27 à 54 millim.), suivant les sujets.— Ces différences de longueur n'ont aucune conséquence lorsque l'obturatrice est fournie par l'hypogastrique, mais elles deviennent extrêmement importantes lorsqu'elle naît de l'épigastrique : dans ce cas, qui est le plus fréquent (nous l'avons vu), l'artère obturatrice, avant de descendre dans le pelvis pour aller gagner le trou ovale, contourne de haut en bas, en forme de demi-cercle, la partie supérieure, puis interne du trou crural, et se trouve, par conséquent, être en rapport immédiat avec le collet herniaire dans la hernie crurale, ce qui l'expose à être lésée inévitablement lorsqu'on opère le débridement en haut et en dedans.

L'artère épigastrique a encore une autre importance non

moins grave dans sa portion oblique, par les rapports qu'elle affecte avec le collet herniaire dans la hernie inguinale : en effet, elle forme le côté externe d'une espèce de triangle, dont le muscle droit produirait le côté interne, et l'arcade crurale le côté inférieur. — A la base de ce petit triangle, il existe, à droite et à gauche de l'épigastrique, deux petites fossettes digitales, qu'on distingue en interne et en externe par rapport à l'artère. — L'externe est le vestige de l'orifice abdominal du canal inguinal oblitéré à l'état normal ; c'est dans l'une ou l'autre de ces fossettes qu'ont lieu les hernies inguinales. — Dans le premier cas, les viscères suivent le trajet du canal inguinal ; l'artère se trouve placée au côté interne du collet herniaire : il est donc dangereux de débrider dans ce sens. — Dans le second cas, les viscères fuient directement en avant, à travers les fibres éraillées de la fossette interne : le collet se trouve, par conséquent, placé au côté interne de l'artère. Il est donc également dangereux de débrider en dehors et en dedans. Oh ! si le diagnostic était toujours certain, cette perplexité cesserait aussitôt : on débriderait en haut et en dehors pour les hernies inguinales externes, et en dedans et en bas pour les inguinales internes. Il est donc prudent, quand le genre de hernie n'a pas été bien reconnu, et qu'on réduit la hernie par le procédé ordinaire, de débrider directement en haut : c'est aussi le précepte qu'en donnent les plus habiles chirurgiens modernes.

DES APONÉVROSES.

Les aponévroses sont des espèces de peaux blanches, d'un aspect nacré, minces, extrêmement résistantes et inextensibles, insensibles, excepté au tiraillement, à la distension brusque ; elles forment des enveloppes contentives aux muscles et leur offrent des moyens d'insertion.

« Les aponévroses se rencontrent non-seulement aux mem-
« bres, où elles jouent un rôle si essentiel, mais encore au
« tronc. Règle générale : partout où existe un muscle rem-
« plissant un usage spécial, et susceptible de déplacement dans
« sa contraction, il existe une aponévrose, ou mieux, une
« gaîne aponévrotique ; et l'épaisseur de cette gaîne est pro-
« portionnelle à la longueur du muscle, à sa force, et surtout
« à sa tendance au déplacement.

« Les gaînes aponévrotiques ne sont pas tellement moulées
« sur les muscles, qu'elles ne permettent l'accumulation d'une
« certaine quantité de graisse dans leur cavité ; cependant leur
« capacité a été si exactement mesurée sur le volume des mus-
« cles, que ces muscles contractés éprouvent de la part de
« leurs gaînes une pression qui favorise puissamment leur ac-
« tion en même temps qu'elle prévient tout déplacement. Dans
« l'amaigrissement, les gaînes ne sont plus remplies par leurs
« muscles respectifs, et sans doute le défaut de compression
« des muscles doit jouer quelque rôle dans la faiblesse du con-
« valescent ou de l'individu épuisé par une maladie chroni-
« que. Elles ne sont nullement élastiques : aussi, lorsque la
« distension a dépassé une certaine mesure, elles ne reviennent
« jamais sur elles-mêmes. » CRUVEILHIER.

Cette distension, lorsqu'elle est lente et graduelle, comme dans la grossesse et dans l'ascite, peut acquérir des dimensions considérables. — Je connais une dame hydropique à qui j'ai pratiqué l'opération de la paracenthèse, et à qui j'ai enlevé cinquante-deux litres d'eau. Tous les deux mois au plus, même opération et même quantité de liquide...

Ainsi que je l'ai fait pour les muscles, j'énumérerai plutôt que je ne décrirai les aponévroses; cette partie anatomique étant très-difficile à comprendre, mes dessins y suppléeront parfaitement avec ce que j'en pourrai dire.

Aponévrose sous-cutanée abdominale

Elle forme sous la peau la première enveloppe fibreuse des hernies; ainsi que son nom l'indique, elle est située sous la peau. — Elle naît vers l'anneau ombilical, s'épaissit de plus en plus en descendant jusqu'au niveau de l'aine; là, elle se divise en deux feuillets, dont l'un s'arrête à l'arcade crurale, l'autre, plus superficiel, se continue jusque sur la cuisse. Les limites de sa circonférence sont, en dehors, l'os de la hanche; en dedans, la ligne blanche; elle recouvre l'anneau inguinal et le cordon des vaisseaux spermatiques chez l'homme.

Rapports.— Sa face superficielle répond à la peau dont elle est séparée par une couche plus ou moins épaisse de tissus graisseux. — C'est dans ce tissu que rampent les vaisseaux et les nerfs sous-cutanés. — La face profonde répond à l'aponévrose du grand oblique.

Aponévrose abdominale antérieure.

L'aponévrose abdominale antérieure constitue en grande partie la paroi antérieure du ventre : en se réunissant avec sa congénère sur la ligne médiane, elle forme la ligne blanche, qu'on peut considérer comme leur origine et leur point de départ.

La ligne blanche.

La ligne blanche est une sorte de bande, de couture aponévrotique, étendue depuis l'extrémité inférieure du sternum jusqu'au pubis.

Elle a environ 7 à 9 millimètres de large au-dessus de l'ombilic, et devient presque linéaire au-dessous de cet anneau. Aussi cette disposition fait que, chez l'adulte, les hernies sont plus fréquentes au-dessus.

L'*ombilic*, dont la situation varie à certaines époques de la vie, est une ouverture destinée à livrer passage, chez le fœtus, aux vaisseaux qui constituent le cordon, et qui s'oblitère ordinairement après la naissance. Lorsque cette occlusion se fait attendre, ou lorsque la cicatrice ne suit pas exactement l'atrophie des vaisseaux ombilicaux, les cris des nouveau-nés la distendent de nouveau, elle devient saillante, puis le sac herniaire s'engage dans le godet qui lui est offert, et il y a bientôt hernie, dite *exomphale*.

Chez l'adulte il n'en est pas ainsi : l'oblitération a atteint son maximum de rétraction ; les vaisseaux atrophiés, transformés en ligaments, sont intimement unis à la peau et à la cicatrice. — Celle-ci est, au contraire, enfoncée, très-résistante, et n'offre en dedans aucune dépression aux intestins pour s'y loger.

Cette double disposition anatomique propre à ces deux âges explique la fréquence relative des hernies, et rend en même temps compte des caractères pathognomoniques qui les différencient. En effet, ces caractères ne sont pas les mêmes : dans l'exomphale des nouveau-nés, le sac herniaire pénètre au centre de l'anneau, entre les quatre vaisseaux du cordon qu'il dissocie, et vient graduellement se produire sous la peau, en affectant la forme d'une ampoule sphéroïde, digitée ou pyramidale ; l'anneau est toujours bien circonscrit.

Chez l'adulte, l'*exomphale* est bien encore subordonné à la disposition des ligaments ombilicaux ; mais ceux-ci, en rayonnant de la circonférence au centre de l'anneau, où ils viennent aboutir et se souder, empêchent les viscères de s'échapper directement dans ce sens ; s'ils le font, ce n'est qu'en les soulevant et en s'en formant une coiffe, ou bien encore (et c'est ce qui arrive le plus communément) le sac herniaire émerge dans un point de la circonférence de l'anneau, à la base de l'espèce de triangle qui sépare les ligaments. Il en résulte que, dans le premier cas, la tumeur herniaire paraît être bilobée, trilobée, selon qu'elle pousse au devant d'elle un ou plusieurs ligaments;

dans le second cas, il semble qu'elle se trouve au dehors de l'anneau, dans une éraillure voisine, appartenant à la ligne blanche; elle est plus large à son sommet qu'à sa base qui est comme pédonculée, en raison de la puissante adhérence de la peau à la ligne blanche. Le pourtour de l'anneau se ressent nécessairement de la présence des ligaments, et devient par cela même un moyen certain de diagnostic, quant à son siége.

Les viscères déplacés sont, d'après leur ordre de fréquence, l'épiploon, le colon transverse, l'intestin grêle, l'estomac.

Il n'est aucune hernie pour provoquer autant de trouble dans la digestion, de vomissements, de coliques, etc., que l'exomphale. On attribue ces accidents à la présence ou au voisinage de l'estomac, et au tiraillement que lui fait éprouver l'épiploon hernié. Comme dans toutes les autres hernies, l'exomphale est pourvue d'un collet qui peut devenir le siége et la cause d'un étranglement.

« La ligne blanche présente, outre l'ombilic, plusieurs ou-
« vertures vasculaires et nerveuses elliptiques dans lesquel-
« les se forment quelquefois de petits pelotons graisseux qui
« les dilatent, entraînent le péritoine après eux, ou qui, dispa-
« raissant par l'effet de l'amaigrissement, ouvrent une voie
« facile pour la production des *hernies dites de la ligne blan-*
« *che.* » CRUVEILHIER.

Ces hernies sont moins communes que celles de l'anneau, et occupent presque constamment l'espace compris entre l'appendice xiphoïde et l'ombilic; cependant j'en ai observé une chez un jeune homme entre cet anneau et le pubis. — Leur forme est ordinairement ovale et aplatie; leur volume varie depuis la grosseur d'un pois jusqu'à celle de la tête d'un adulte.

On appelle *éventration* une éraillure considérable de la ligne blanche ou toute autre hernie énorme des parois abdominales.

Rapports. — En avant, la ligne blanche est située sous la peau; aucun tissu adipeux ne les sépare : il en résulte que chez les individus doués d'embonpoint on remarque un sillon plus ou moins profond sur la ligne médiane. En arrière, elle répond dans toute son étendue au péritoine, excepté en bas, où elle répond, l'espace de trois travers de doigts au-dessus du pubis, à la vessie dont elle n'est séparée que par du tissu cellulaire graisseux. — On a profité de cette circonstance pour pratiquer la ponction de cet organe dans le cas de rétention d'urine, et pour faire l'opération de la taille sus-pubienne pour l'extraction des calculs vésicaux.

De la ligne blanche que je viens de décrire, partent deux feuillets aponévrotiques, qui, en se réunissant, embrasseraient le muscle droit antérieur de l'abdomen ; mais arrivés au bord externe de ce muscle, le feuillet superficiel se divise en deux feuillets : l'un se continue avec celui qui passe sur le droit antérieur, et devient l'aponévrose du grand oblique, qui exige une description séparée et plus complète ; l'autre feuillet passe entre les muscles grand et petit oblique. — Le feuillet profond que nous avons laissé au bord externe du muscle droit antérieur se divise également en deux feuillets ; le plus superficiel ne tarde pas à se confondre avec celui qui passe entre le grand et petit oblique et le traverse, et prend le nom d'aponévrose du traverse.

Aponévrose du grand oblique.

L'aponévrose du grand oblique, de forme irrégulièrement carrée, rétrécie au milieu, naît en dedans, comme nous l'avons déjà dit, du bord externe du muscle droit antérieur. Il tapisse tout l'espace compris depuis le pubis, l'os de la hanche, jusqu'aux dernières côtes. Quand l'aponévrose du grand oblique est descendue au pli de l'aine, qu'elle concourt à former, au niveau d'une ligne qui partirait de l'épine iliaque antérieure et supérieure à l'épine du pubis, elle cesse tout à coup, se replie, se contourne sur elle-même d'avant en arrière, et de bas en haut dans les deux tiers internes de son étendue, et forme ainsi une gouttière à concavité supérieure dans laquelle est logé le cordon spermatique chez l'homme, et le ligament rond chez la femme, tandis que le tiers externe de ce repli est en contact avec lui-même, et se continue au moyen d'une expansion fibreuse avec l'aponévrose superficielle de la cuisse. — C'est à ce repli qu'on a donné le nom d'*arcade crurale*, de *bord réfléchi du grand oblique, de ligament de Fallope* ou de *Poupart*. Ce qui rend cette aponévrose importante, c'est la disposition des fibres de son bord inférieur qui présente deux parties bien distinctes: —l'une, la plus inférieure, réfléchie, qui de l'épine iliaque antérieure et supérieure va, en contournant le cordon, s'insérer à l'épine pubienne, en s'épanouissant sous les fibres de la portion supérieure : c'est l'arcade crurale proprement dite ;—l'autre, supérieure, dont les fibres sont directes, va s'attacher à la symphyse du pubis. — L'intervalle compris entre ces deux portions aponévrotiques constitue l'*anneau inguinal*.

On pourrait, au besoin, se représenter, grossièrement il est vrai, cette disposition, si, en appliquant la main à l'aine correspondante et fléchissant assez fortement les deuxième et troisième phalanges des trois derniers doigts, on faisait croiser la deuxième articulation du pouce sur la dernière phalange de l'index un peu étendu:—le bord aigu formé par la face dorsale des articulations fléchies représenterait l'arcade crurale, et c'est sous cette bande aponévrotique, tendue à la manière d'un arc, que se traduisent les hernies de ce nom, dans un espace triangulaire limité en haut par l'arcade, en arrière par la branche horizontale du pubis, et que remplissent, en commençant de dehors en dedans le muscle psoas-iliaque, le nerf crural, l'artère et la veine de ce nom et le muscle pectiné.—Le bord externe de l'ouverture crurale est concave, très-résistant et tranchant, d'où lui vient le nom de *ligament falciforme*: c'est contre ce bord que viennent s'étrangler quelquefois les parties déplacées; — de ce repli part sur la cuisse une expansion fibreuse qui ajoute beaucoup à la tension de l'arcade. — C'est derrière l'arcade, en dehors du repli falciforme, que se trouve l'ouverture destinée à donner passage aux vaisseaux fémoraux : dans l'état naturel elle est obturée en dedans par une lame celluleuse très-dense, criblée de petits trous qui proviennent de l'aponévrose fascia-lata et par un ganglion lymphatique et de la graisse ; on lui a donné le nom de *septum* crural. C'est par cet anneau, et souvent par les petits trous du fascia cribriforme, que les hernies crurales se produisent.

Anneau inguinal.

L'orifice externe du canal inguinal est situé au-dessus et en dedans du précédent, entre l'épine et la symphyse du pubis.— Il est constitué, avons-nous dit, par les fibres écartées et réfléchies du bord inférieur de l'aponévrose du grand oblique ; — sa forme est ovalaire et son grand diamètre est de haut en bas, de dehors en dedans. — On appelle *piliers* les bandelettes fibreuses qui le circonscrivent, qu'on distingue en pilier *externe* ou *inférieur* et en pilier *interne* ou *supérieur*.— L'image de l'anneau et ses piliers est assez bien rendue par la comparaison que j'en ai faite avec la main : — le doigt indicateur représenterait la courbe du pilier externe et inférieur, et son extrémité son attache à l'épine du pubis ; — le pouce serait le pilier interne ou supérieur, et son extrémité, croisant en sautoir celle de l'indicateur, indiquerait cette même disposition des piliers à l'épine pubienne et ferait entrevoir son insertion à la symphyse du pubis ;—l'intervalle compris entre l'index et le pouce montrerait la forme ovalaire et la direction de l'anneau inguinal.

Le *canal inguinal* est le trajet que parcourt le cordon testiculaire ou le ligament rond de l'utérus; il est situé dans la gouttière fournie par l'aponévrose du grand oblique, entre cette aponévrose, qui lui forme sa paroi antérieure et inférieure , et le fascia transversalis qui forme sa paroi postérieure.—Sa direction est oblique de haut en bas, de dehors en dedans et d'arrière en avant. — Sa longueur est d'environ trois travers de doigts. — Son rapport le plus important, et qu'il est de la plus haute conséquence de connaître quand on pratique l'opération de la hernie étranglée par la méthode ordinaire, est celui qu'affecte la paroi interne inférieure de ce trajet avec l'artère épigastrique qui le croise à angle droit et embrasse comme dans une anse renversée le cordon spermatique, pour aller de là gagner le bord externe du muscle droit antérieur.

Anneau interne.

L'orifice interne ou abdominal du canal inguinal n'est pas aussi exactement limité que celui de l'ouverture sous-cutanée, et est toujours obturé à l'état normal; néanmoins il est évident : c'est une sorte de petite fossette ou dépression digitale dont le bord interne un peu en relief est assez résistant. Ce rebord fibreux, fourni par le fascia transversalis, est quelquefois la cause de l'étranglement. — C'est par cet orifice que descend dans les bourses le testicule pendant la vie fœtale; — c'est aussi à travers cet infundibulum et suivant l'axe du canal, le long du cordon et souvent dans la gaîne du cordon, en en écartant autour d'elles les parties constitutives jusqu'au testicule, que pénètrent ordinairement les hernies inguinales. — Je dis ordinairement, car en dessous et en dedans de cet orifice vis-à-vis l'anneau inguinal au delà de l'artère épigastrique, il existe encore une petite fossette digitale, peut-être due à l'effort expansif des viscères, et qu'on peut considérer comme le commencement d'un sac herniaire, si plus tard les fibres des muscles transverse et petit oblique viennent à céder en ce point; il s'établit là une hernie dite directe ou interne : directe, parce qu'elle ne parcourt pas le trajet oblique du canal inguinal, quoiqu'elle vienne faire issue à son orifice cutané ; et interne, par rapport à l'artère épigastrique, en dedans de laquelle le collet herniaire se trouve alors placé (1).

Il n'est pas dans mon intention de donner le diagnostic différentiel de ces deux sortes de hernies inguinales : le méde-

---

(1) La main peut encore, appliquée à l'aine, représenter cette disposition : l'intervalle compris entre le pouce et le médius recourbé indique assez bien le trajet que parcourt la hernie directe par rapport à l'oblique.

cin instruit est censé le connaître, et mes lecteurs n'en tireraient aucun profit; qu'ils sachent seulement par avance que de toutes les hernies la directe est la plus difficile à contenir, même par le bandage anglais le mieux fait, et que dans beaucoup de cas, lorsqu'ils implorent l'opération de la cure radicale, l'ablation du testicule n'est pas nécessaire. Une troisième variété de hernie inguinale se remarque encore dans l'enfance: on l'observe plus particulièrement chez les petits garçons, depuis la naissance jusqu'à un âge plus avancé, comme je vais l'expliquer: On sait que chez certaines espèces animales la descente des testicules dans les bourses n'a lieu qu'à une époque plus ou moins éloignée de la naissance: ce point de physiologie étant connu, il est facile de comprendre qu'au moment où les glandes franchiront leur canal respectif entraînant la portion du péritoine sus-jacent dont elles se font une coiffe, les intestins pourront suivre ce mouvement et s'y précipiter à leur suite; — fort heureusement pour l'homme, la nature l'avait encore pris là sous sa puissante égide. Ce mystère s'accomplit chez lui ordinairement dans le dernier mois de la vie fœtale, alors qu'aucun cri, qu'aucune contraction musculaire un peu forte ne pouvait déterminer de hernie, — et au fur et à mesure que la glande parcourt le trajet du canal inguinal pour se rendre au scrotum, la coiffe séreuse s'allonge et s'applique de plus en plus immédiatement sur les éléments épars du cordon, qui est bientôt ainsi constitué; le petit canal de communication entre le ventre et le testicule est oblitéré, et dès lors la coiffe séreuse qui enveloppe cette glande prend le nom de *tunique vaginale.*

Cependant les choses ne se passent pas toujours ainsi que je viens de le dire: un arrêt du développement ou un vice de conformation héréditaire peut tenir entr'ouvert le canal de communication de la tunique vaginale à la naissance; la pression exercée à ce moment sur l'abdomen de l'enfant par l'étroite filière du bassin de la mère peut y faire engager un segment d'anse intestinale qui le dilate peu à peu; puis huit, quinze jours, un mois après et plus, à l'occasion d'un cri, d'un effort, une hernie apparaît brusquement : on la nomme congéniale, parce que l'on naît en quelque sorte avec elle, ou hernie vaginale testiculaire, parce qu'elle est dépourvue de sac herniaire et que la tunique vaginale lui en tient lieu.

Il arrive quelquefois aussi que le canal de communication n'étant oblitéré que dans sa partie inférieure, les intestins arrivant en ce point et ne pouvant détruire les adhérences du cordon, ils fuient du côté où ils éprouvent moins de résistance ; la tunique séreuse s'allonge dans ce sens (antérieur), et il se forme une hernie dite enkystée du cordon, ou mieux vaginale funiculaire, c'est-à-dire du cordon ; comme la précédente, elle est aussi dépourvue de sac herniaire propre.

Ces connaissances anatomico-pathologiques, réservées jusqu'à ce jour à un très-petit nombre de chirurgiens, sont bien importantes dans la pratique du débridement ; souvent ces hernies sont accompagnées d'une notable accumulation de sérosité que des confrères peu clairvoyants ont prise pour une hydrocèle, et ont ainsi perforé les intestins, opération qui ne doit jamais être pratiquée dans ce cas. La cure radicale de ces deux hernies de l'enfance est extrêmement simple quand elles sont récentes, et ne réclame jamais d'opérations sanglantes.

La cavité ventrale, dont nous venons de faire une bien rapide anatomie, présente trop souvent chez beaucoup d'individus, outre des ouvertures ou canaux naturels, des points faibles, des éraillements, soit entre les fibres d'un muscle ou d'une aponévrose, soit dans l'intervalle de deux muscles.

Le canal inguinal, le canal crural, l'ombilic, sont les points où l'on remarque le plus fréquemment ces sortes de défectuosités primitives ou acquises qui feraient presque accuser l'auteur de tout bien de s'être trompé une seule fois (ce que la nature entière dément hautement) et qui ne sont que le résultat, comme nous l'avons déjà fait entrevoir, de la rapace et sotte démence de l'homme.

Les viscères qui se prêtent à la formation des hernies sont

tous ceux contenus dans l'abdomen ; mais leur admirable disposition est telle, que les plus volumineux sont les plus fixes et correspondent précisément à la partie des parois la plus épaisse et la moins sujette à s'érailler : ainsi le foie, l'estomac, la rate, les reins, la matrice, le cœcum, le colon ascendant, le transverse, le descendant et le rectum, sont-ils les viscères les moins exposés aux hernies, tandis que l'épiploon et la masse flottante et libre des petits intestins répondant à la paroi antérieure, qui est la plus souple et la plus dilatable, sont ceux dont la hernie est la plus fréquente.

On appelle *hernie abdominale* une *tumeur* formée à la circonférence de ses parois par la sortie, en totalité ou en partie, d'un viscère, soit à travers les muscles ou les aponévroses, soit à travers des ouvertures naturelles ou accidentelles. — Sous le rapport de leur siége, on distingue les hernies : 1° en *inguinales*, que l'on sous-divise en *intersticielle* ou *intrapariétale*, *bubonocèle*, *scrotocèle*, *labiale*, selon que la *tumeur* est encore dans le *canal* ou au pli de l'aine, ou dans les bourses, ou dans la grande lèvre; — 2° en *crurale* ou mérocèle ;— 3° en *ombilicale* ; — 4° *de la ligne blanche* ; — 5° *ventrale* ou *anomale* ; — 6° du *trou ovalaire* ; — 7° *vaginales*, etc. ; et d'après les parties herniées, dans l'ordre de leur fréquence, la tumeur est dite *épiplocèle*, *entérocèle*, *épiplo-entérocèle*, *cystocèle*, *gastrocèle*, *hépatocèle*, *épiplomphale*, selon qu'elle renferme un ou plusieurs de ces organes.

Il est rare que les viscères herniés ne conservent pas leurs rapports de situation avec les autres organes ou avec la partie des parois abdominales qui les contient à l'état normal; mais leur forme est extrêmement variable et relative à la nouveauté ou à l'ancienneté de la maladie, à l'espèce de hernie, à l'ouverture naturelle ou accidentelle qui lui a donné passage. — Cependant, si l'on observe plus souvent la hernie épiploïque à gauche et la cœcale à droite (ce qui est la simple conséquence d'un fait anatomique), il est des fois aussi où ces rapports sont étrangement rompus, surtout lorsque la maladie est ancienne.

On rencontre quelquefois dans la tumeur herniaire des viscères qui sont fort éloignés de leur situation normale : — j'ai vu plusieurs fois la presque totalité des viscères abdominaux se précipiter à travers l'ombilic ou à travers des plaies cicatrisées des parois abdominales, mais ces cas sont extrêmement rares quant aux hernies sus-pubiennes ; d'ordinaire, on ne trouve qu'une portion plus ou moins considérable d'épiploon, ou une très-petite partie de la circonférence d'une anse intestinale. Tantôt l'épiploon, tendu depuis les organes qu'il recouvre jusque dans le canal étroit qui lui livre passage, s'y plisse, puis, arrivé au delà de l'anneau externe, ses plis longitudinaux se dédoublent et s'épanouissent en manière de fraise (espèce de collet à petits plis) ; tantôt l'intestin, après avoir franchi la rompure, affecte la forme d'une anse, ou d'un 8 ou même d'un simple segment de cercle, selon qu'une portion plus ou moins considérable fait saillie à l'extérieur ou se trouve seulement pincée dans le canal ; dans les premiers cas, l'intestin pendant son passage se trouve fort étroitement accolé à lui-même (c'est vraiment une chose étonnante que la progression des matières excrémentitielles) ; ce n'est qu'après sa rentrée dans l'abdomen, aussitôt que la compression cesse, qu'il s'écarte à angle droit et ne tarde pas à reprendre après un petit trajet sa courbure accoutumée. L'éperon formé par le mésentère, tendu entre la colonne vertébrale et l'anse intestinale, joue un rôle important dans la cure de l'anus contre nature.

Les viscères abdominaux, en se produisant à l'extérieur à travers l'ouverture de transit, poussent au-devant d'eux le péritoine, qui seul a résisté à l'*effort*, et s'en forment une coiffe qu'on nomme *sac herniaire*. Cette enveloppe immédiate des viscères herniés acquiert quelquefois des dimensions extraordinaires par l'effet réuni de son allongement et de sa locomotion (1). On lui distingue : 1° un orifice interne ou abdo-

(1) J'ai vu chez un homme de Bois-Lagny une hernie irréductible dont la longueur est de 180 millimètres et la circonférence de 400. J'ai opéré avec

minal, d'un diamètre variable ; 2o un collet, espèce de goulot plus ou moins long et flexueux en rapport inverse avec l'ancienneté de la maladie et qui mesure toujours exactement les diamètres du canal de transmission ; 3o un fond ou sac proprement dit, dont la forme est variable et dépend du volume et du mode d'être des organes qu'il contient. — La face interne de cette poche est en contact avec les viscères déplacés , sans leur être adhérente, parce qu'elle est lubrifiée par de la sérosité qui en exsude incessamment. Cette sérosité s'accumule quelquefois et simule chez l'homme une hydrocèle. — La face externe du sac et du collet adhère aux parties environnantes, au moyen d'un tissu cellulaire variable dans sa densité , son abondance, et dans sa nature graisseuse. — Le sac herniaire manque toujours dans les hernies vaginales, dans celles qui se font à travers une plaie et presque toujours à travers une cicatrice, quand la plaie a intéressé le péritoine ; il manque encore dans les hernies d'organes recouverts incomplètement par cette membrane : telles sont celles de la *vessie* , du *cœcum*, de l'*S*, du *colon* et de la partie supérieure du *rectum*.

C'est dans ce sac mystérieux et pandorique que se passent tous les phénomènes herniaires primitifs.

Lorsqu'une hernie est récente, qu'elle est l'effet d'une action lente et répétée, le contour aponévrotique de l'ouverture de transmission est affaibli, aminci et en quelque sorte usé ; — mais si la maladie apparaît brusquement, à l'occasion d'un violent effort, et avant le temps où elle aurait dû se produire si cette cause occasionnelle ne fût survenue, les anneaux, surtout l'externe, sont encore épais, et la constriction qu'ils

---

succès, au même pays, un petit garçon de trois ans qui portait une hernie vaginale funiculaire qu'aucun bandage n'avait pu contenir. Elle offrait les dimensions suivantes : en longueur, elle dépassait de deux travers de doigts au moins ses genoux ; la circonférence était de 32 centimètres. Quand on découvrit cet enfant, je crus voir une troisième jambe.

opèrent par leur retrait subit est bien plus forte que dans le cas précédent, et amène souvent l'étranglement. Mais dans l'une et l'autre circonstance, quoique les viscères pussent être réduits facilement, *le sac reste toujours au dehors*, retenu par des adhérences qu'il a contractées avec le tissu cellulaire ambiant avant que la hernie ne fût apparente et pendant qu'elle était à l'état d'*interstitielle.*

Plus une hernie est ancienne, plus son anatomie se complique dans ses diverses parties constitutives. Nous allons donc étudier successivement les changements qui surviennent : 1° dans les ouvertures ; 2° dans le col ; 3° dans le sac et dans le tissu cellulaire qui l'environne ; 4° et dans les viscères déplacés.

1° Déjà nous avons vu que, dans une hernie inguinale récente, le canal de transmission est d'une certaine longueur et qu'il affecte un peu la forme d'un Z ; mais quand la hernie vieillit, les viscères, en passant et repassant, refoulent les angles, les émoussent et le transforment en un canal droit d'autant plus large, que les deux orifices pressés en sens contraire se sont plus rapprochés, pour ne plus former bientôt qu'une ouverture circulaire à bords tranchants. — Dans d'autres circonstances, le tissu du contour de l'ouverture est tellement aminci et usé, qu'il semble avoir perdu les caractères de l'organisation fibreuse, et n'oppose plus, à vrai dire, qu'un vain obstacle celluleux à l'immersion des viscères.

2° Le collet subit les mêmes changements opérés dans le canal sur lequel il se moule toujours exactement ; ses dimensions de longueur s'effacent au profit de l'ampliation du sac ; il s'y réduit en un cercle mince et tranchant conforme au contour de l'orifice qu'il tapisse. — Soumis à des frottements intérieurs répétés par les viscères qui le traversent, tiraillé continuellement en sens contraire, le col devait être, de toutes les parties de la coiffe herniaire , celle qui souffre le plus ; son organisation ne pouvait manquer d'éprouver d'un tel état de malaise et d'irritation chronique des altérations qu'il importe de connaître ; son tissu, de diaphane qu'il était dans l'ordre normal, se durcit, s'épaissit aux dépens de sa largeur ; son calibre se rétrécit donc, tandis qu'il reste souvent libre et vacillant dans le canal. — Il résulte de cet état pathologique qu'il exerce sur les viscères qu'il renferme une constriction qui gêne singulièrement leur circulation sanguine et la progression des matières excrémentitielles. Il résulte encore de la non-adhérence du col et de l'amincissement de l'ouverture, que la hernie s'abaisse quelquefois subitement en masse, entraînant avec elle le sac et le collet, puis une hernie se reforme au-dessus de la précédente ; le col nouveau éprouve encore les mêmes modifications, et bientôt le sort du premier : c'est ainsi qu'on a vu un même sac présenter plusieurs rétrécissements.

3° Le *sac* subit aussi des altérations diverses et nombreuses, quant à sa forme et à son organisation : dans les cas les plus ordinaires, son ampliation s'accroît uniformément par degrés, ainsi que sa densité ; il acquiert quelquefois des dimensions énormes. Mais quand quelques points faibles de sa circonférence viennent à céder, les viscères poussent de ce côté, les allongent encore et forment bientôt un *sac secondaire*, accolé au premier par une espèce de collet plus ou moins étroit, qui peut devenir le siége d'un étranglement, comme je l'ai observé chez madame Bertrand, à Faty. — Quelquefois aussi les fibres de la poche s'éraillent dans un point, le péritoine se déchire, et il se produit une *hernie secondaire sous-cutanée*. On pressent que cet accident est une cause presque immédiate d'étranglement.

C'est surtout à la suite des inflammations répétées du sac qu'on observe des altérations nombreuses et variées dans ses parties constitutives et dans sa forme. — Il exsude de sa surface viscérale une lymphe plastique qui a la plus grande tendance à s'organiser ; il s'établit des adhérences, des brides, des cloisons, entre ses diamètres et les viscères déplacés ; ces productions morbides agissent souvent sur ceux-ci à la manière de collets rétrécis et amènent des accidents sans nombre, dont les plus grands sont l'étranglement et l'irréductibilité. Les parties immédiatement sus-jacentes au sac éprouvent par contiguïté les vicissitudes de celui-ci : la mince aponévrose sous-péritonéale, quand elle a suivi le mouvement de locomotion de la tunique séreuse qui la tapisse ; le tissu cellulaire environnant, divisé en nombreux feuillets fibreux superposés ou rempli de graisse ; les tuniques fibreuses, les différents fascia, le sac lui-même, peuvent être confondus en une masse lardassée cartilagineuse ou osseuse. Ces derniers cas sont heureusement fort rares. Le plus souvent on rencontre à la face externe du sac une couche plus ou moins épaisse, quelquefois considérable, de tissu graisseux, quoique l'habitude extérieure du sujet ne l'eût pas fait présumer. Ces pelotes graisseuses peuvent être confondues avec l'épiploon, et donner lieu aux méprises les plus graves. Cette accumulation graisseuse est-elle due à une irritation hypertrophique, ou préexiste-t-elle à la formation de la hernie?.... Je pense que, dans beaucoup de cas, la circulation des fluides, en quelque sorte isolée du cours général, jointe à l'irritation chronique, peut déterminer cette hypertrophie adipeuse...... Quoi qu'il en soit de cette hypothèse, on donne à cet état, à cette complication, le nom de *hernie graisseuse.*

4° Cependant, de toutes les parties constitutives de la hernie, il n'en est aucune qui, par sa vitalité même, soit plus susceptible d'éprouver autant d'altérations diverses et étonnantes que les viscères herniés : la constriction de plus en plus forte exercée par le collet, la gêne qui en résulte dans leur circulation artérielle et veineuse, l'irritation continuelle, l'inflammation chronique permanente , quelquefois aiguë , auxquelles ils sont incessamment soumis, devaient amener des changements remarquables et dans leurs formes et dans leur texture. — Les parois intestinales ne pouvant plus se dilater, surtout au niveau du col herniaire, reviennent sur elles-mêmes, s'épaississent et se transforment quelquefois en un cordon fibreux imperméable aux matières excrémentitielles. — L'épiploon s'engorge, se durcit, se change en tissu graisseux imitant la cire, devient squirreux ; il affecte le plus souvent la forme d'une glande qu'on a prise pour un testicule surnuméraire, ou celle d'un champignon dont le pédicule correspond à l'ouverture de transmission, qu'il obture en partie ou en totalité. — On l'a observé cartilagineux, et même osseux. D'autres fois, l'épiploon, en pénétrant dans l'orifice herniaire, se lacère, l'intestin s'engage dans la déchirure, et il se forme dans le même sac une hernie intestinale secondaire ; mais, le plus ordinairement, elles sont simplement accolées. La tunique séreuse qui recouvre ces organes ne pouvait manquer aussi de participer vivement à leurs souffrances ; il se crée des adhérences plus ou moins étendues, des brides qui unissent entre eux les organes d'une manière intime et empêchent à toujours leur rentrée dans l'abdomen, et des cloisons entre les diamètres du sac et ces derniers, dans lesquels ils peuvent encore s'étrangler. Si, pour clore ce triste tableau des misères humaines, nous ajoutions qu'au milieu des désordres effroyables des organes herniés, la glande séminifère se trouve toujours saine et intacte, nous mentirions hautement : ils se trompent donc, ceux qui soutiennent cette opinion erronée, ou ils sont bien peu au courant de la science ; ils en imposent encore à leur conscience, lorsqu'ils cherchent à déverser sur nous et notre opération le ridicule et le blâme, parce qu'ils en ignorent absolument les principes et surtout le but. Oh ! plus qu'eux, peut-être, je gémis de cette immolation, quand elle n'est pas urgente, et ce n'est pas une stérile *sensiblerie* d'apparat qui me dirige et me fait parler ainsi. Toutefois, les regrets et les scrupules se taisent et cessent de s'élever du fond du cœur, quand on considère sans prévention la foule d'altérations dont cet organe et son annexe sont susceptibles ; non-seulement leur circulation artérielle et veineuse est toujours gênée, elle est quelquefois interrompue par la forte pression exercée sur eux dans le collet entre les viscères et le bord tranchant des deux anneaux réunis, ainsi que l'indiquent, dans presque tous les cas, son atrophie (1), ou la dilatation variqueuse de ses vais-

(1) Voyez les observations 6e et 16e.

seaux. La compression de la glande, son aplatissement remarquable, déterminé par le poids des viscères qui la refoulent au bas et sur les côtés ; l'allongement douloureux du cordon qui efface l'étroite cavité de ses vaisseaux et le transforme en un véritable cordon fibreux presque insensible ; la dissociation des éléments du cordon par l'introduction d'une hernie dans son enveloppe par l'*infundibulum* fourni par le *fascia transversalis;* l'irritation perpétuelle des viscères herniés, leur inflammation chronique ou aiguë, les froissements, les percussions de la tumeur ne doivent-ils pas y déterminer aussi des altérations organiques de diverses natures qui pourraient défendre, sinon justifier entièrement ce moyen de salut ?.... Telles sont l'œdème du cordon , ses nodosités squirreuses , le sarcocèle, l'hydro-sarcocèle, etc.....

Sans doute, dans les hernies récentes, la glande est saine et peut remplir et conserver pendant longtemps encore ses usages physiologiques ; son ablation n'est pas permise, à moins que le malade ne l'exige absolument, par l'espérance qu'il a de voir bientôt cette perte compensée au delà par la cessation de ses longues douleurs..... Cette perplexité ne nous est pas encore arrivée, parce que nous n'accordons notre ministère que pour des hernies anciennes, qui ont résisté à tous les moyens de contention, et après avoir soigneusement constaté l'état morbide de la glande. — Le diagnostic peut seul égarer notre conscience ; mais si ce malheur nous menace un jour (à Dieu ne plaise !), nos regrets seraient bien diminués par l'idée que la puissance départie au médecin est limitée, que ses plus chères et plus ardentes volontés viennent souvent se briser contre des obstacles qu'il a su prévoir, mais non totalement éviter. — Une grande consolation lui reste ; elle est la plus douce des récompenses : c'est la conviction profonde d'avoir fait tout le bien qu'il lui était humainement possible de faire en éloignant de plus grands maux, comme on le verra dans le paragraphe suivant.

SYMPTOMES.

Il est facile, en général, de reconnaître une hernie (1). C'est une tumeur indolente à la pression, tendue, sans changement de couleur à la peau et située vers l'une des ouvertures naturelles de l'abdomen, de quelque éraillement aponévrotique ou musculaire, ou de quelque cicatrice de ses parois. — Cette tumeur, développée sous l'influence des causes que nous avons assez longuement énumérées, augmente par les efforts expiratoires, quand le malade est debout, qu'il tousse ou qu'il pleure, etc. Son volume diminue et disparaît quelquefois lorsqu'il est couché et qu'on la comprime légèrement; on sent alors une ouverture dans laquelle le doigt pénètre facilement. Si dans cet instant on fait tousser le malade, les viscères le repoussent et ne tardent pas à se précipiter au dehors si l'on cesse la compression. — Ces signes appartiennent en général à toutes les hernies, mais il en est d'autres plus précis, de pathognomoniques à chaque espèce de hernies. Ainsi :

L'*entérocèle* ou *hernie intestinale* est unie et cause toujours

---

(1) A moins qu'elle ne soit encore au détroit du canal ou *intra-pariétale*; il faut alors des yeux et une main bien exercés pour la reconnaître. Combien de prétendues inflammations d'estomac ou d'intestins et de coliques de miséréré sont dues à cette cause ignorée, et qui ont été guéries par l'application d'un bon bandage anglais ! M. Bl., à Leschelles, l'a éprouvé dernièrement : il était tourmenté depuis nombre d'années par des douleurs d'entrailles et quelquefois des vomissements opiniâtres. Il avait consulté de tous côtés ; les uns avaient pris sa maladie pour une gastro-entérite, d'autres pour un squirrhe de l'estomac, et, pour être conséquents avec leur thérapeutique ordinaire, ils l'avaient exténué par la diète, les sangsues, les emplâtres de toutes sortes, les cautères promenés sur le creux de l'estomac, etc. Plus heureux, je reconnus une pointe intestinale, je fis l'application d'un *brayer* que je choisis dans ma collection. Depuis, M. Bl. jouit d'une bonne santé. — Citerai-je encore Mme Car., à Chigny; M. Rich., à Bouë; Mlle Briff. et M. Querson., à Bernot, qui moururent des suites de cette affection, pour n'avoir pas été reconnue à temps ?

de petites coliques sourdes ou un malaise général ; les digestions sont pénibles ; des bâillements fréquents, l'amaigrissement, la perte des forces (1). — Souvent il survient des vomissements qui durent plusieurs jours et même plusieurs semaines. —Des borborygmes presque continuels se font sentir et se propagent jusque dans la tumeur. — Tantôt cette dernière augmente ou diminue, est dure ou molle, selon qu'elle contient des matières alimentaires solides ou liquides ou des gaz ; on pourrait même presque calculer, par l'intervalle de temps écoulé depuis le moment du repas jusqu'à celui où le malade éprouve dans la tumeur un certain travail indicible, quelle est la portion du tube intestinal herniée.

Quand la hernie n'est pas volumineuse ni ancienne, elle rentre d'ordinaire facilement et en masse avec un bruit particulier, *sui generis*, qu'on a nommé *gargouillement*.

La hernie de l'*épiploon* ou *épipocèle* est moins unie, inégale, plus dure, n'est pas élastique ; son volume ne change pas pendant la digestion, provoque moins souvent de coliques et d'envies de vomir, — ne rentre pas en masse, mais peu à peu et difficilement, sans *gargouillement*. Le malade marche ordinairement courbé; quand il veut se redresser il éprouve un sentiment de tension douloureux depuis les reins ou l'estomac jusque dans la tumeur.

L'*épiplo-entérocèle* offre pour caractère distinctif d'être la réunion des symptômes de l'épiplocèle et de l'entérocèle.

Il n'est pas toujours facile de diagnostiquer quelles sont les parties herniées : d'abord la hernie de l'estomac, de la vessie, de la matrice, etc., présentent aussi des caractères propres qui les différencient; mais quand une hernie est ancienne et irréductible, le sac et les organes contenus subissent

---

(1) On connaît cet adage : Celui qui perd ses dents perd ses forces; il en est de même et à un plus haut degré pour les hernies. Non-seulement la nutrition 'opère incomplètement et cause ainsi une faiblesse générale, mais encore 'individu affecté de hernie est incapable d'efforts violents et soutenus.

des altérations qui masquent ou altèrent beaucoup leurs qualités de rapports, de forme et de volume. On conçoit, en effet, que l'irritation, que l'inflammation chronique ou aiguë auxquelles ils sont sans cesse soumis ; les froissements répétés des vêtements ou d'une partie voisine ; la compression exercée par des bandages de toutes sortes ; l'augmentation prodigieuse, et presque inévitable, des organes herniés, devaient amener à la longue des changements remarquables dans les parties constitutives de la hernie, et multiplier les difficultés du diagnostic. —C'est, en effet, ce qui arrive ; cependant, à l'aide d'un travail intellectuel un peu plus étendu, on peut encore asseoir son jugement. Ainsi, par exemple, quand une hernie paraît, à la palpation et à la vue, composée de deux parties dont l'une est unie et l'autre bosselée, et que, par une manœuvre bien dirigée, on ne parvient à faire rentrer qu'une partie des viscères, tandis que l'autre s'obstine à rester dans le sac quoique l'ouverture soit à peu près libre, on a de fortes présomptions pour croire à l'existence d'une hernie *graisseuse intestinale*. — Il en est de même pour l'*épiplo-entérocèle*, on peut confondre l'épiploon avec une hernie graisseuse ; néanmoins, l'ouverture ne reste pas aussi libre, et le doigt y perçoit un certain empâtement qui en est le pédicule. — Je ne parle pas des bosselures de l'épiploon : ce signe disparaît avec le temps. — Ce n'est donc qu'à la consistance de la tumeur, aux signes commémoratifs et surtout à l'aide d'une main bien exercée, qu'on parvient à différencier ces hernies ; ces connaissances sont d'une grande importance en pratique. Il est évident qu'on exposerait une personne à de grandes souffrances, à des inflammations graves, etc., si on lui appliquait un bandage sur une hernie dont une partie serait irréductible ou sur le testicule arrêté à l'anneau. — Aussi toute l'intelligence et l'attention d'une personne hernieuse doit-elle se porter sur la *réductibilité* ou l'*irréductibilité* de sa maladie, qu'elle soit fournie par l'intestin ou l'épiploon ou par les deux à la fois : — car, quand une hernie ne peut plus rentrer, elle est la source d'une litanie de maux, — de tiraillements vagues et pénibles, de coliques fréquentes, de borborygmes continuels, de digestions interrompues, de tension et de gonflement de l'estomac et des hypocondres, de constipation habituelle, d'autres fois de diarrhée, — de hoquets nidoreux, de crachotement et de flatuosités; la nutrition se fait incomplètement, les forces sont brisées, l'aspect du visage est en général terreux, d'autres fois les pommettes sont d'un rouge lie de vin. Et chez les individus nerveux des souffrances morales sympathiques viennent encore s'ajouter aux douleurs physiques locales : ils sont constamment occupés de leur état maladif, ils en étudient toutes les sensations, quelque fugaces qu'elles soient, et les exagèrent. — Ils prédisent les changements atmosphériques, les brouillards, les gelées blanches, etc. Leur caractère devient taciturne, soupçonneux, d'une tristesse profonde; ils répugnent aux mouvements et désirent souvent la fin de la vie.....

Dans cette longue énumération des maux habituels auxquels sont sujets les pauvres hernieux et qui abrégent si épouvantablement leur existence (1), j'ai omis à dessein de parler des deux accidents les plus redoutables des hernies pour en faire un paragraphe à part : je veux dire l'*engouement* et l'*étranglement.*

On appelle *engouement* l'interception ou l'accumulation de matières alimentaires molasses dans une anse intestinale herniée. Cet accident survient ordinairement aux hernies volumineuses, anciennes, irréductibles ou mal contenues, et se manifeste souvent dans les temps humides ou à l'occasion de l'ingestion de substances qui ont résisté à l'action digestive de l'estomac, ou qui développent beaucoup de gaz, tels que les haricots, les choux, etc. Quoi qu'il en soit de la cause, lorsque

(1) La population hernieuse disparaît près de quatre fois plus vite que la population ordinaire..... Il faut qu'on le sache, les hernies produisent des accidents fâcheux pour la nutrition et l'entretien de la vie, surtout parce qu'elles sont mal contenues; et si l'on songe qu'il existe en moyenne *seize cent mille hernieux* en France! MALGAIGNE.

l'engouement paraît, le mouvement péristaltique de l'intestin ne peut plus s'exécuter ; le cours ordinaire des matières excrémentitielles est interrompu, la tumeur herniaire s'accroît et devient douloureuse, il survient des éructations, les selles se suppriment, l'abdomen se ballonne et les coliques se déclarent, — les hoquets augmentent de fréquence et d'intensité, bientôt les nausées arrivent, puis les vomissements, d'abord de matières alimentaires, puis bilieuses, et enfin de bouillie claire ayant l'odeur d'excréments. Cet état de souffrance dure de quelques jours à quelques semaines ; quand il n'est pas porté à un si haut degré, il disparaît par l'évacuation spontanée ou provoquée des selles, peut se renouveler encore après un temps plus ou moins considérable, et se termine souvent par l'inflammation et la suppuration des organes herniés.

L'*étranglement*, ai-je déjà dit, siége au contour de l'ouverture de transmission, c'est-à-dire dans le canal, aux orifices, dans le collet ou dans le sac ; mais six fois sur dix, d'après Dupuytren, il a lieu par le seul collet rétréci du sac. — S'il m'était permis de mettre mes modestes observations en regard de celles du grand chirurgien, j'avouerais que je ne l'ai jamais trouvé ailleurs ; et les premières fois que je pratiquai cette opération, je fus bien surpris, en divisant les anneaux selon le précepte ordinaire, de voir que je ne portais pas remède à l'étranglement : j'étais alors obligé de recourir à l'incision du sac et du collet. — Depuis, ayant abandonné *cette méthode vicieuse du débridement*, je n'ai pu vérifier cette doctrine, car je vaincs l'obstacle en mettant l'intestin et le péritoine à l'abri de toute lésion immédiate ou consécutive, sans trop m'arrêter au siége réel de l'étranglement, comme je le dirai en son temps. — Toutefois on comprend que, dans les hernies récentes, le siége de l'étranglement doive toujours avoir lieu au contour de l'ouverture et aux anneaux, surtout à l'interne. En effet, les tissus ont bien pu se laisser brusquement pénétrer, pendant un violent effort, par une pointe intestinale ou épiploïque ; mais quand l'effort cesse, leur retrait s'opère aussitôt et les étreint à la manière d'un lacs, tandis que dans les hernies anciennes et longtemps contenues, il se trouve presque toujours dans le collet ; car celui-ci se durcit et s'étrécit par l'action compressive du bandage, pendant qu'il reste souvent libre dans le canal... D'après ces données, il résulte qu'on doit trouver sur dix étranglements six hernies anciennes qui ont été contenues... — Plus la striction est puissante, plus la gangrène est imminente. L'inflammation subséquente n'est qu'un travail d'élimination des parties mortifiées ; quand au contraire elle est médiocre, l'inflammation apparaît d'abord, et la suppuration ou la gangrène n'en sont qu'un effet secondaire. — Ces différents degrés de constriction des viscères expliquent pourquoi on voit des étranglements parcourir leurs périodes funestes en vingt-quatre heures et d'autres en sept ou huit jours, et plus tard. S'il est facile de concevoir le mécanisme par lequel s'opère l'étranglement de l'intestin, il ne l'est pas, à beaucoup près, d'en tracer au juste les véritables symptômes. Comment, en effet, distinguer ses nuances et ses variétés de ceux de l'engouement, ou de l'inflammation du sac péritonéal ou des organes qui y sont contenus, et de l'étranglement de l'épiploon avec lesquels ils ont de si étroites connexions ? Comment dis-je, établir avec certitude un pronostic qu'il importe tant de connaître, et qui peut avoir de si terribles conséquences ? Quels services ne rendrait-on pas à la science et à l'humanité, si on avait le bonheur de poser dans tous les cas des indications précises et invariables, qui fussent l'expression fidèle de la nature, et non celles de théories spécieuses !... Que d'opérations meurtrières (1) n'évi-

---

(1) *Hôpitaux de Paris.*

En 1836, il y a eu 37 opérés, 26 morts.

1837	—	36	—	24	id.
1838	—	33	—	20	id.
1839	—	36	—	20	id.
1840	—	37	—	21	id.
1841	—	41	—	24	id.

En portant la mortalité de la population pauvre à 1/32e, et laissant à la

terait-on pas si le diagnostic différentiel de ces diverses affections était bien positif : car souvent quelques sangsues, des bains ou des cataplasmes émollients suffiraient pour les combattre ; mais malheureusement il est encore plein d'incertitudes et de doutes, au moment solennel qui doit décider de l'opportunité de l'opération.

Voici les caractères de l'étranglement tels qu'on les trouve décrits par la plupart des auteurs les plus estimés, notamment par M. Sanson : on verra avec peine qu'ils sont univoques, et longtemps confondus entre eux ; ce n'est qu'après coup, si je puis m'exprimer ainsi, et lorsqu'il est trop tard que le voile se déchire.

« Cet accident (l'étranglement) est quelquefois, mais non constamment, annoncé par un sentiment de tension et de constriction qui s'étend de la tumeur jusque dans la cavité abdominale; le plus souvent les symptômes qui l'annoncent apparaissent brusquement. Dès qu'il existe, la tumeur devient résistante, dure, tendue, douloureuse, irréductible.

« La douleur et la dureté, très-marquées à l'endroit de l'étranglement, s'étendent principalement à toute la partie de la tumeur située au-dessous de ce lieu ; au-dessus la résistance cesse brusquement, mais la douleur remonte en diminuant insensiblement jusque dans l'abdomen. La constipation se déclare; le ventre se ballonne, devient tendu, douloureux à la pression ; il survient des coliques, des hoquets, des nausées, des vomissements, par lesquels sont rejetées au dehors d'abord des matiè-

---

population aisée la proportion du 40e, je crois qu'on s'approche beaucoup de la vérité, et la conséquence est qu'il y a à Paris 250,000 âmes, sur 900,000, qui se font traiter de leurs maladies dans les hôpitaux. Ceci posé, on peut d'abord faire la remarque que, si les choses se passaient par toute la France comme dans les classes indigentes parisiennes, nous aurions, année commune, pour nos 33,000,000 d'âmes, 4,860 opérations de hernie, et 2,926 morts. Je doute, à vrai dire, qu'il se fasse autant d'opérations ; mais je suis convaincu que le nombre des individus qui meurent de hernies étranglées ou enflammées est beaucoup plus considérable. MALGAIGNE.

res alimentaires, puis des mucosités bilieuses, puis enfin des matières stercorales ayant la consistance d'une bouillie claire. La face est pâle, grippée; le front se couvre d'une sueur froide ; le pouls est petit, vif, serré, concentré ; les facultés intellectuelles se troublent, et le malade est jeté dans un état de faiblesse considérable.

« Dans quelques cas, la hernie rentre d'elle-même, les selles se rétablissent brusquement et avec abondance, et les accidents cessent. Mais dans un beaucoup plus grand nombre de cas, au bout d'un temps d'autant plus court que l'étranglement est plus fort, tous les symptômes de l'inflammation abdominale la plus violente se déclarent, et le malade périt; plus souvent encore il ne succombe qu'après que la décomposition des traits, la pâleur générale, les sueurs froides et visqueuses, l'affaissement et l'insensibilité de la tumeur survenus brusquement, la prostration générale, la petitesse extrême du pouls, etc., ont fait reconnaître que l'inflammation est passée à la gangrène.

« Cependant quelques individus survivent à ce dernier accident, et c'est ici seulement que les hernies étranglées commencent à présenter dans leur marche ultérieure des différences assez tranchées qui dépendent de leur composition.

« En effet, tant que la maladie n'est point parvenue à ce point où, la gangrène s'étant déclarée, il s'établit dans la tumeur un travail d'élimination destiné à opérer la séparation entre les parties vivantes et les parties mortes, les symptômes par lesquelles s'annonce l'étranglement sont à peu près les mêmes, quelles que soient les parties qui entrent dans la composition de la tumeur.

« Les hoquets, les nausées, les vomissements et la constipation surviennent quand la circonférence de l'intestin est seulement pincée, comme quand toute une anse intestinale a franchi les limites de la cavité abdominale; ces accidents surviennent encore quand l'épiploon forme à lui seul la hernie ; seulement, dans ce dernier cas, on peut presque toujours faire cesser la constipation en administrant quelques purgatifs,

Quand le malade périt des suites de l'inflammation abdominale ou de celles de la gangrène, ces symptômes sont à peu près les mêmes, que la tumeur frappée d'étranglement ait été une entérocèle, une épiplocèle ou une entéro-épiplocèle ; seulement, quand l'intestin entre dans la composition de la tumeur, il arrive quelquefois qu'à l'espèce de calme trompeur déterminé par la mortification des parties, il succède tout à coup de violentes douleurs et une tension considérable de l'abdomen, qui annoncent presque certainement que l'intestin s'est rompu à l'endroit où il était serré, et qu'il s'est fait un épanchement stercoral dans la cavité du péritoine. »

J'ai cité textuellement : on ne m'accusera donc pas d'avoir assombri ni altéré ce tableau si explicite pour l'accommoder selon mes vues et ma doctrine. Or, je le demande aux plus hardis temporiseurs, attendre en pareille éventualité, pour opérer le débridement, que les phénomènes de l'étranglement se soient accomplis et en reconnaître seulement alors l'opportunité, ne serait-ce pas s'en remettre au hasard, ou plutôt à la mort ? On dira peut-être que les résultats de cette opération sont tout aussi funestes que ceux de la plus pure expectation ; j'en conviens en partie, mais j'attribue cette déconvenue à l'imperfection ou aux vices du *mode opératoire* actuellement en usage : ce n'est pas l'opération *de la hernie étranglée* en elle-même qui est mauvaise et meurtrière, mais bien l'*opération du débridement* et ses conséquences imprévues ou inévitables, telles que la section des artères épigastrique et obturatrice, ou la perforation de l'intestin ou l'introduction de l'air dans la grande cavité péritonéale, ou la rentrée en masse de la hernie avec la cause de son étranglement : accidents tous plus ou moins promptement mortels, et qu'on éviterait sûrement dans la pluralité des cas, en suivant notre procédé.

On objectera peut-être que l'autorité citée plus haut, d'ailleurs si respectable quand il s'agit d'observations pratiques et non de *système*, ne doit pas être acceptée ici sans restriction et comme un article de foi ; que les moyens d'investigation dont M. Sanson était armé n'étaient pas suffisants pour reconnaître les diverses variétés d'étranglement d'avec l'engouement ou la simple inflammation des organes herniés, etc. — Je le suppose un instant. — Il semble en effet, au premier abord, que l'on doive facilement distinguer l'engouement de l'étranglement. Eh bien!... étudiez, comparez-en les symptômes, et vous verrez qu'ils ne sont pas tellement dissemblables qu'on ne puisse s'y méprendre.

La difficulté est bien plus grande encore quand il s'agit de diagnostiquer l'étranglement des organes entre eux; en théorie rien ne paraît plus aisé : chaque organe doit avoir son langage particulier pour exprimer ses souffrances, et de plus nous avons le plessimètre de M. Piorry qui nous aidera puissamment dans cet examen délicat... — Le son mat accusera la présence de l'épiploon, et la sonorité ne laissera aucun doute sur celle de l'intestin... (faites attention qu'il est question ici d'une hernie irréductible, douloureuse et rénitente); l'épiplo-entérocèle participera peut-être à la fois du son particulier propre à chaque organe... — Et quand la hernie, *quoiqu'épiploïque*, sera tellement exiguë, qu'à peine pourra-t-on appliquer l'instrument?... — Et quand l'épiploon enserrera l'intestin de tous côtés, quel son composé donnera-t-il? etc... — Et quand la hernie sera graisseuse, épiploïque et intestinale ?..— Et quand elle sera graisseuse, aqueuse et intestinale ?... — La fluctuation s'y fera sentir...; non, l'on ne pourra déterminer l'oscillation du liquide s'il est comprimé également et avec force de toutes parts, etc.

Ainsi toutes les espérances que donnaient ces moyens prétendus infaillibles viennent s'évanouir les unes après les autres à la simple analyse : au lit du malade ce n'est plus que néant et misère... ; mais il reste la consolation d'avoir fait un beau rêve... : moi aussi j'ai rêvé...

Cependant, si quelques doutes pouvaient encore s'élever dans l'esprit de quelques personnes timorées, l'observation suivante achèvera de les dissiper.

Mme Bruno, demeurant à Guise, âgée de 60 ans environ, et d'un tempérament sec, nerveux, portait depuis 24 ans une hernie crurale droite, qui, au rapport de la malade, ne rentrait jamais entièrement: il restait toujours une tumeur de la grosseur d'une noix au pli de l'aine, qui la faisait rarement souffrir; mais elle éprouvait souvent des tiraillements pénibles dans l'estomac, des borborygmes continuels et des digestions laborieuses. Cette dame, ignorant les maux habituels auxquels sont sujets les hernieux, attribuait le dérangement de sa santé à une *faiblesse considérable* de l'estomac. Le 24 octobre 1842, sans cause connue, Mme Bruno voit ses douleurs familières prendre une certaine intensité, des eaux abondantes s'échappent involontairement par la bouche, quelques nausées suivent bientôt; la hernie devient dure et acquiert le volume d'un œuf.

Le lendemain 25, les accidents prennent un caractère plus grave: quelques hoquets, des vomiturations ont lieu; la hernie est plus tendue, plus douloureuse, et le ventre devient sensible à la palpation; on s'aperçoit que les selles sont supprimées depuis quelques jours. La malade commence à comprendre que la tumeur qu'elle porte à l'aine pourrait bien être la cause de ses souffrances et conçoit dès lors seulement quelques inquiétudes. M. Dol..., médecin aussi distingué que prudent, est mandé; il reconnaît aussitôt la maladie et dirige savamment tous ses efforts pour en obtenir la réduction, mais en vain. —25 sangsues sont appliquées sur la hernie, grands bains prolongés après leur chute, puis cataplasmes émollients. — Le 26, tous les accidents augmentent, la hernie est plus dure et plus douloureuse, ainsi que le ventre, qui se ballonne; les vomissements de matières bilieuses sont plus fréquents; le pouls reste normal, ainsi que l'intelligence; — taxis prolongé infructueusement, — mêmes prescriptions. — Le 27, les accidents persistent, mais n'augmentent pas. — Le 28, un lavement fait rendre une selle dure, quelques gaz s'échappent avec bruit, on conçoit l'espérance que la réduction s'opérera d'elle-même;

cependant, dans la soirée, des vomissements de matières jaunâtres ayant l'odeur d'excréments ont lieu; le ventre devient dur et douloureux, ainsi que la tumeur. — Le médecin confie ses craintes sur l'issue funeste de la maladie : — jusque-là on avait pu croire sans danger à un engouement, ou tout au plus à l'inflammation ou à l'étranglement de l'épiploon ; mais , les accidents augmentant brusquement, on redoute avec raison l'étranglement de l'intestin, et les suites d'une méthode quoique infiniment sage et prudente pourraient, si elle était prolongée au delà de certaines limites, avoir des conséquences aussi terribles que l'opération même, sans laisser aucune chance de salut. L'opération fut donc proposée ; mais la patiente désira que je la fisse, ayant ouï dire par un vénérable personnage que je la pratiquais avec beaucoup de bonheur: en conséquence, on m'expédia un courrier dans la nuit, et le matin, quand j'arrivai, la malade était dans l'état suivant : des vomissements de matières jaunes demi-liquides, ayant l'odeur d'excréments, venaient d'avoir lieu, les hoquets nidoreux continuaient ; l'intelligence est saine, quoiqu'un peu obtuse ; la face est médiocrement altérée ; —langue sèche au toucher ; — le pouls marque 70 et le doigt le déprime facilement; — le ventre est dur, extrêmement ballonné , rénitent , douloureux à la pression , et donne à la percussion plessimétrique vers l'ombilic, limite du son mat , une sensation analogue au *bruit amphorique*, déterminé sans doute par le choc et le déplacement des couches supérieures de la masse liquide au milieu des gaz. —La tumeur, située au pli de l'aine du côté droit, dont elle suit la direction , offre le volume et la forme d'un œuf , dont la petite extrémité correspondrait presque à la hanche et la grosse vers la grande lèvre ; elle est médiocrement douloureuse au simple toucher, l'est davantage aux tentatives du taxis auquel je la soumets.—Elle est dure comme si elle contenait un corps solide et résistant, et présente de nombreuses piqûres de sangsues ; sa percussion donne un son mat.

L'opération fut , comme je m'y attendais , très-laborieuse ; —à mon grand étonnement, le sac contenait 90 grammes environ d'eau citrine très-comprimée qui jaillit, quand je l'ouvris, sur les assistants ; il était, en outre, recouvert d'une couche assez considérable de tissu graisseux très-dense ; — l'anse intestinable, très-petite, dilatée par des gaz, était d'une couleur noire tirant sur le rouge, et adhérait fortement au contour de l'étroit collet (du diamètre d'une plume de cygne) qui lui avait livré passage dans l'étendue d'une zone d'au moins 7 millimètres de large, que je fus obligé de disséquer. — L'opération dura près de 8 minutes. — L'état de l'intestin était si voisin du sphacèle, que je craignais en le touchant avec le doigt de pénétrer dans sa cavité.... je désespérais du succès... Trois semaines après, Mme Bruno se levait ; un mois ne s'était pas écoulé qu'elle était guérie non-seulement de son opération, mais encore de sa hrenie. Il y a tantôt une année que cette opération est faite, il n'est plus mention de rien.

Dirai-je que cette observation est fertile en plus d'un enseignement ? elle nous montre, premièrement, un étranglement, ayant tous les caractères qu'un préjugé trop répandu accorde gratuitement à l'engouement, caractères, comme on le voit, extrêmement équivoques et auxquels un médecin instruit s'est confié tant qu'il a pu, afin d'obéir sans doute à ce précepte dangereux en cette circonstance, *que l'opération soit bien indiquée;* mais ici quelle sera l'indication, quel sera l'indicateur ? c'est un dilemme sans fin, un cercle vicieux et déplorable dont nous ne pouvons sortir. — Le pouls même ne saurait rendre ce bon office, nous l'avons vu chez Mme Bruno : il était resté impassible au milieu des désordres d'une anse intestinale presque gangrenée !... c'est donc un guide incertain, trompeur, auquel il ne faut pas ajouter foi : on ne doit pas s'en étonner, si l'on réfléchit que ces désordres se passent entièrement dans le domaine de la vie organique, où les sympathies du cœur sont lentes à éveiller. — Secondement, elle corrobore l'opinion que j'ai émise plus haut : que les signes différentiels fournis par le plessimètre *dans les hernies étranglées* sont presque nuls ou illusoires ; que, pour être de quelque valeur, il faudrait qu'on eût continuellement sous la main d'autres cas semblables et connus à l'avance pour les parangonner; et, quoique élève particulier de M. Piorry, je pense qu'il me serait même en ce cas impossible d'éviter toute erreur. — Troisièmement, cette observation nous apprend encore, si nous ne le connaissions déjà, qu'il vaut mieux hâter que différer l'opération, car si la présence fortuite et heureuse de la sérosité n'était venue merveilleusement protéger l'intestin de toute adhérence au sac, elle eût été certainement rendue impossible et mortelle; à plus forte raison si l'on eût tardé d'un jour pour la pratiquer.— Mais avant de recourir à l'opération, qui en cette circonstance est toujours plus ou moins dangereuse, en raison de l'état maladif des parties étranglées, on doit tenter tous les moyens qu'approuvent une prudente expérience, une saine raison et surtout une charité bien entendue. Ces moyens sont de deux sortes : le *taxis* et les remèdes concomitants, rationnels ou empyriques.

DU TAXIS.

Le taxis est une manœuvre par laquelle on cherche à obtenir la rentrée dans l'abdomen des viscères herniés. — Cette opération, facile lorsqu'il s'agit de hernies libres, offre déjà quelquefois beaucoup de difficultés pour celles qui sont simplement engouées, et est souvent impossible dans celles qui sont étranglées. Les causes de cette impossibilité, nous les connaissons : nous n'y reviendrons donc pas. Cependant, pour pratiquer le taxis avec succès et en retirer tout le fruit possible, il est nécessaire de se rappeler ce que nous avons dit sur l'anatomie de la paroi antérieure de l'abdomen, savoir : 1° les attaches des muscles, pour les mettre dans le plus grand relâchement possible, afin que les ouvertures de transmission soient moins tendues ou ne le soient inégalement, ce qui diminuerait leur diamètre ; 2° la direction des canaux ou des anneaux, pour chasser les viscères herniés suivant leur axe, etc.

Ces connaissances préliminaires étant présentes à l'esprit : dans toute hernie de la paroi antérieure de l'abdomen, il faut faire placer le malade de manière que le ventre soit fléchi et dans une position déclive par rapport au lieu qu'occupe la hernie. Pour remplir cette indication, on place des oreillers en forme de plan incliné sous les cuisses et les jarrets, et la tête doit être un peu relevée. — Sont exceptées de cette règle générale les hernies supérieures de la ligne blanche, où il convient de faire le contraire pour conserver encore aux viscères toute l'efficacité de leur poids, qui, dans tous les cas, coopère si puissamment à la réduction. Plusieurs hernieux ont adopté instinctivement une position qui leur réussit à merveille et bien mieux que ne sauraient le faire tous les préceptes de la science. Il en est qui s'accroupissent, d'autres se mettent les pieds en haut, d'autres encore se mettent sur les genoux et les mains , etc. Mais on ne peut garder ces positions arbitraires fort longtemps, elles fatiguent ; celle que nous conseillons paraît être, en général, la meilleure.

Le malade étant ainsi placé, il écartera la jambe du côté où siége la tumeur à une certaine distance, afin d'amener autant que possible les anneaux vis-à-vis l'un de l'autre , s'il s'agit d'une hernie inguinale; — il devra de plus fléchir la jambe sur la cuisse et placer la face inférieure du pied contre le genou du côté sain, pour faire saillir les muscles qui forment le bord interne de la gouttière crurale et en bien déterminer les limites, s'il s'agit d'une hernie crurale. Cela fait, un aide intelligent, ou mieux , le malade , fera avec la paume de la main de douces pressions en tous sens sur la tumeur, l'allongera même dans le but de répartir également les gaz ou les matières qu'elle pourrait contenir, puis il la saisira par son fond avec les doigts réunis des deux mains de la manière suivante : Si c'est une hernie inguinale , il la prendra entre l'indicateur et le medius de la main correspondante , dans le sillon qui la sépare du testicule, afin d'isoler celui-ci. Le pouce et les deux derniers doigts soutiendront la tumeur et l'empêcheront de fuir en haut, en dehors et en bas, pendant que l'indicateur et le medius seront entre-croisés surl a hernie avec les mêmes doigts de l'autre main la presseront et la dirigeront de bas en haut et de dedans en dehors, comme pour la vider dans le ventre. — Le pouce et les deux derniers doigts de la main opposée au mal achèveront de circonscrire le pédicule de la tumeur et empêcheront les viscères de s'échapper de leur côté, c'est-à-dire en haut, en dedans et en bas.

Quand la hernie sera volumineuse, le malade l'enserrera avec les deux mains, en appliquant leur bord cubital à la base de la tumeur et au contour de l'anneau, pour éviter que les viscères ne s'y présentent tous à la fois et s'y refoulent sur les côtés.Si la tumeur est par trop considérable pour pouvoir être en même temps réduite et maintenue à sa base avec les mains du malade, un aide intelligent la saisira par son fond et la pressera dans la direction du trajet inguinal, comme s'il voulait exprimer ce qu'elle contient dans l'abdomen, en ayant toujours le soin d'isoler la glande entre les doigts.

Les conseils que je viens de présenter, et que j'ai cherché à décrire le plus clairement possible, sont applicables à la hernie crurale comme aux hernies de la ligne blanche, ombilicale,etc., avec cette différence en moins que nous n'avons pas ici de glande à isoler; on n'oubliera pas la direction un peu oblique de l'anneau crural, sa situation sous l'arcade et la gouttière.

Dans toute hernie pour laquelle il sera nécessaire de prolonger le taxis, l'aide devra prendre une position qui puisse être gardée longtemps, car souvent le succès de cette opération dépend de la lenteur et du ménagement qu'on y apporte : en voulant trop se hâter, non-seulement on froisse dangereusement les organes herniés, mais on ne donne pas encore le temps aux gaz et aux matières de repasser dans le ventre.

Les signes par lesquels s'annonce la réduction de la hernie sont : quand c'est une entérocèle, la sensation de gargouillement qu'on perçoit dans la tumeur, ce qui indique que la communication s'établit, si déjà elle ne l'était, entre la hernie et le ventre. — La réduction de l'épiplocèle s'opère peu à peu et sans bruit.

Des remèdes concomitants au Taxis.

Il arrive fréquemment que, malgré les efforts de la manœuvre la mieux dirigée, on n'obtienne pas la réduction aux premières tentatives ; il ne faut pas s'obstiner, on courrait les risques de contondre les viscères herniés et de les enflammer quelquefois bien inutilement. Il vaut mieux laisser reposer le malade, le plonger dans un grand bain tiède, pendant une heure ou deux, puis recommencer le taxis ; si l'on échoue encore, des moyens plus énergiques seront employés: on fera prendre des lavements d'eau salée (deux cuillerées de sel gris), d'eau savonneuse (gros comme une noix). Ces agents auront pour but de solliciter fortement les contractions péristaltiques de l'intestin, et de le faire rentrer de lui-même dans le ventre , si toutefois la striction n'est pas trop puissante. — On a conseillé dans la même intention les purgatifs salins donnés à petites doses (par exemple : sel Glaubert, 75 grammes, à prendre en six fois, de demi-heure en demi-heure ; les applications d'eau froide, de glace pilée, sur la tumeur, etc. Mais de tous ces moyens , les plus vantés ont été la décoction de tabac (15 grammes en lavement) , les onctions sur la tumeur avec l'extrait de belladone et les irrigations d'éther sulfurique : dans quel but (1) ? Sans doute pour combattre le spasme d'un anneau fibreux ou d'un collet séro-fibreux !

---

(1) Le premier narcotise le cerveau, mais détruit-il l'étranglement ? Le second dilate la pupille, qui est une membrane nerveuse, et par analogie on voudrait qu'il en fût de même pour le collet, où il n'entre aucune fibre nerveuse ni musculaire !.. Le troisième agit peut-être par ses propriétés réfrigérantes et antispasmodiques !

Oh ! Richter, quel mal n'avez-vous pas fait à l'humanité et à la science en inventant votre étranglement spasmodique !

Les sangsues tiennent aussi une place distinguée dans le nombre des moyens préconisés par les auteurs modernes ; on devait s'y attendre : ne sont-elles pas le fondement de la thérapeutique actuelle ? Si le spasme Richter a joué et joue encore un prétendu rôle dans le phénomène de l'étranglement, l'inflammation Broussais ne lui cède en rien aujourd'hui : des sangsues pour un étranglement, quelle dérision pénible ! la peau qui recouvre la tumeur est-elle donc enflammée ?... La couche de graisse sous-jacente l'est-elle davantage ?... Les deux ou trois *fascia* qui entourent le sac le sont-ils ?.... Le sac lui-même l'est-il toujours ?... la sérosité qu'il contient souvent l'est-elle aussi ? Que prétend-on donc faire en appliquant des sangsues sur des parties saines ?... Est-ce pour détruire l'engorgement sanguin ou l'inflammation de l'intestin ?.. Cependant que d'enveloppes les séparent de ces reptiles !... Espère-t-on par ce moyen faire cesser la *cause* de l'étranglement et obtenir ainsi une détente des tissus blancs constricteurs ?... Pourquoi ne pas les mettre à l'anus ? en ce lieu, au moins, on aurait l'apparence d'être rationnel, à cause du voisinage des veines hémorrhoïdales. Pourquoi encore, si l'on désire si ardemment une déplétion sanguine, ne pas ouvrir la veine ?.. on agirait plus directement et souvent plus efficacement, mais la routine a prévalu, et le fastueux empirisme s'en est applaudi dans son ignorance. Quoi qu'il en soit des moyens que je viens d'examiner et de ceux auxquels on croira devoir accorder la préférence, leur emploi doit en être circonspect et mesuré à la gravité du cas ; si, malgré eux, les accidents deviennent redoutables, ne perdez pas un temps précieux, car l'engorgement et l'inflammation des organes herniés ajoutent sans cesse à l'étranglement.

DES BANDAGES.

On a cherché de tout temps à prévenir la chute des intestins dans leur sac anormal, afin d'obvier aux accidents graves qui en sont ordinairement la suite : des ceintures de toutes sortes ont été inventées à cet effet, les unes en toile, en futaine, en cuir, etc., les autres en fer malléable, en acier trempé, en fil de fer, etc. Leur forme a varié du tout au tout selon le caprice des inventeurs ou selon les indications qu'ils pensaient avoir à remplir. Elles embrassèrent d'abord la totalité de la circonférence du bassin et appuyaient douloureusement sur son plus grand diamètre : le transversal, en même temps que des sous-cuisses bien tendus, les retenaient en place et corrodaient ces parties. — Plus tard elles n'en embrassèrent plus que la moitié correspondante à la hernie, l'extrémité postérieure du ressort prenait son point d'appui sur le sacrum et venait, en se contournant en spirale, se placer sur la tumeur. —Aujourd'hui le bandage s'applique du côté opposé à la hernie et parcourt ainsi plus de la moitié de la circonférence du bassin.

Les pelotes ont eu aussi leurs révolutions : on les a faites en papier mouillé d'encre, en laine, en coton, en peau, en plomb, en bois, en ivoire, en fer rembourré, en caoutchouc massif ou creux ; elles furent tour à tour rondes, ovales, triangulaires, planes, convexes, concaves, digitales, etc. Tantôt elles étaient uniques et faisaient corps avec le ressort, tantôt elles étaient à soufflet ou s'en trouvaient séparées par de petits ressorts ou par une vis de pression ou un écrou plus ou moins long en forme de pédicule fixe ou mobile. Dirai-je aussi les modifications qu'ont éprouvées les garnitures du bandage, depuis la simple futaine, la peau moelleuse du chamois, l'élégant vernis de gomme élastique et le fourreau de taffetas ciré ? —Parlerai-je aussi des sous-cuisses, des scapulaires et de leur indispensable et gênant emploi ; les premiers chez les personnes à ventre plat, les derniers chez celles qui l'ont bombé....

En définitive, tous ces tâtonnements, ces essais divers et ces réformes tentés depuis des siècles, ont-ils amélioré le moins du monde la position critique des pauvres hernieux? personne n'oserait l'affirmer: le bandage anglais même, actuellement en vogue, quoique infiniment plus commode, n'offre pas plus de sécurité que les autres....

Pour qu'un bandage agisse efficacement et remplisse le but qu'on en attend, il faut qu'il obture entièrement l'ouverture de transmission, sans néanmoins porter la pression au point d'affaiblir encore davantage le contour aponévrotique ni froisser douloureusement la peau.

Ce but est d'autant mieux atteint que la puissance du ressort s'exerce non pas, comme les auteurs le recommandent, dans un sens opposé à la direction du canal ou de l'ouverture qui transmet au dehors les parties qui forment la hernie, c'est-à-dire de bas en haut et de dedans en dehors, etc. mais bien selon la perpendiculaire de l'axe de l'ouverture, ce qui est bien plus rationnel et plus efficace à moindre pression. En suivant la coutume ordinaire on ferme, il est vrai, la porte extérieure du couloir; mais la porte intérieure et le couloir lui-même restent perméables aux viscères, qui les dilatent quelquefois outre mesure (1), ou qui, resserrés dans le canal, font pour ainsi dire à chaque effort office de bélier contre la pelote et la dérangent, tandis que, par la manière que j'indique, les parois du canal se trouvent déprimées et rapprochées dans son étendue et les viscères éprouvent beaucoup plus de difficultés pour s'y engager. J'ai fait confectionner des bandages et des pelotes d'après ce principe; ils paraissent jusqu'alors vérifier ma théorie.

(1) Quand la pelote est plate, elle empêche les viscères de tomber dans la cavité du sac, mais elle les laisse dilater toute la partie du canal placée derrière l'ouverture sur laquelle elle est appliquée; quand, au contraire, elle est convexe, elle refoule la peau et le tissu cellulaire dans cette ouverture elle-même, et entretient sa dilatation. SANSON.

Ce n'est pas à dire pourtant que je les croie plus infaillibles que ceux qu'on emploie actuellement, mais ils sont plus rationnellement construits, voilà tout. Nous voyons souvent des hernies s'échapper sous des bandages qui naguère les contenaient parfaitement bien : ou la pelote s'affaisse, ou le ressort s'affaiblit, ou encore cet accident dépend des changements de temps, car, on le sait, telle hernie qui d'ordinaire est *docile* devient parfois *difficile* et *méchante*, pour me servir de l'expression des hernieux, pendant les variations atmosphériques. Il est donc d'une haute prévoyance d'avoir toujours sous la main un bandage tout prêt et des pelotes de rechange. Qu'un ressort vienne à céder pendant un effort de toux ou à se rompre par l'effet d'un défaut dans l'acier, si l'on en est dépourvu... adieu les intestins !.. Ils s'échapperont, et l'étranglement sera d'autant plus imminent que la hernie aura été plus longtemps et mieux contenue : car l'action d'un bandage bien construit a toujours pour effet d'étrécir et de durcir le collet ou l'anneau externe, sans jamais pouvoir l'oblitérer entièrement, sinon quelquefois, dans le jeune âge.

De l'application des bandages.

Cette opération, en général, est très-facile lorsqu'il s'agit de hernies entièrement réductibles, peu volumineuses, et que la glande est descendue dans le scrotum. Le malade se couche, puis il glisse le bandage autour du corps de manière que la pelote postérieure corresponde précisément à la hauteur et vis-à-vis de la hernie, soit crurale, soit inguinale ; il met la pelote antérieure au-dessus de la tumeur ou sur l'os de la hanche pour n'en être pas gêné pendant le taxis, et quand la hernie est réduite, il la maintient avec la main opposée au côté malade, tandis que de l'autre il attire et place la pelote sur l'ouverture et suivant la direction du canal. — Quand il y a deux hernies, la première pelote étant ainsi appliquée, il la fait maintenir par un aide s'il craint qu'elle ne se dérange, avant que de procéder à la réduction de la deuxième, puis il réunit les deux bandages par la courroie au moyen des crochets ou d'une boucle. Cela fait, il place les sous-cuisses ou les bretelles si on les juge nécessaires ; ensuite le malade se lève, exécute d'abord avec prudence quelques mouvements, écarte la jambe du côté de la hernie, s'accroupit, tousse, etc., dans l'intention d'essayer si son bandage est solide et s'il remplit bien les conditions voulues.

Des procédés curatifs des hernies.

On voit de temps à autre surgir dans le monde des moyens ou procédés pour la cure radicale des hernies ; mais la plupart ne sont que le fruit de l'aveugle empirisme, ou l'œuvre de théories hasardées qui ne soutiennent leur réputation usurpée qu'un moment, parce qu'elles n'ont point pour fondement l'*anatomie pathologique* (comme on aurait pu le préjuger avec raison), mais bien ce mobile tout-puissant de la nature humaine : *la cupidité*. Cependant, hâtons-nous de le dire, il est d'honorables exceptions que notre dernier reproche ne saurait atteindre.

On peut diviser ces moyens en trois classes : la 1re, abandonnée avec raison, comprend les remèdes intérieurs, le suc de l'herniole, sa poudre, l'aimant, etc., etc. ; les élixirs qu'on vante encore dans les journaux;

La 2e, les topiques de toutes sortes, astringents, irritants et caustiques, les injections iodées tentées, il y a deux mois, par M. le professeur Velpeau, la *vaccination, nos petites pelotes adhésives, les sachets* de M. Beaumont (contenant un mélange de poudre d'opium brut, de noix de galle et de cyprès, de cendre de marronnier d'Inde et de sous-carbonate d'ammoniaque), seuls ou conjointement avec la position et la compression.

Dans la 3e, se trouvent les opérations sanglantes, telles que : l'oblitération de l'ouverture herniaire, au moyen des débris du sac ou d'un lambeau de peau, ou par une poche remplie d'air qui devra déterminer, par sa présence, la sécrétion d'un bouchon organique ; — la ligature, la suture, le point doré, l'incision, la cautérisation du sac ou de son col, etc.

Si l'on se rappelle ce que nous avons dit de l'anatomie pathologique des hernies, on comprendra facilement que ces différents moyens, bons pour quelques cas isolés, ne peuvent faire la base d'un système et s'appliquer aux hernies d'une manière générale. — Sans aucun doute, la deuxième classe renferme des moyens auxquels on doit toujours avoir recours lorsqu'il s'agit de hernie inguinale chez l'homme, quoique le succès paraisse en être fort douteux, surtout pour la hernie directe ; mais on devra s'en faire dans tous les cas, sous peine d'infamie, une loi sacrée pour les jeunes enfants, à moins d'indications toutes spéciales. — Les cures nombreuses que nous avons obtenues à l'aide de notre petit appareil, quoique bien simple, ne laissent aucun doute à cet égard. —Mais, je le répète, ce n'est que chez les très-jeunes sujets, et pour les hernies récentes, qu'on peut espérer des succès presque constants et durables. Quand elles ont une certaine durée, l'anneau ou les anneaux se laissent dilater outre mesure en raison du peu de résistance des tissus par la masse intestinale proportionnellement plus considérable que chez l'adulte, et la contention en est extrêmement difficile, sinon impossible, par le peu de docilité des jeunes malades, à plus forte raison leur cure radicale.

Si déjà les hernies de l'enfance offrent tant de difficultés pour le traitement, celles des adultes n'en présenteront-elles pas davantage, d'insurmontables même ?

Que penser donc de la compression, de l'application des topiques irritants, des médicaments internes et des injections pour *oblitérer entièrement* ces canaux Damoclessiens, quand surtout ils sont directs?... L'inflammation adhésive qu'ils provoqueront entre la peau, le tissu cellulaire et les aponévroses extérieures au sac, se communiquera-t-elle dans toute l'étendue du collet séreux, et ramènera-t-elle en place les tissus fibreux écartés ou éraillés de longue date pour étayer cette faible adhérence ?.... Non, jamais..., et puis, à combien de récidives funestes n'exposerait-elle pas si l'on s'y abandonnait sans réserve ? Il est reconnu que le tissu aponévrotique ne jouit d'aucune contractilité ni d'aucune extensibilité (1) ; par conséquent, aucun stimulus compatible avec la vie ne saurait agir sur ces propriétés, qu'il ne possède pas. Les fibres de ce tissu, une fois écartées ou séparées, ne reviennent jamais entièrement sur elles-mêmes ; sans quoi ce serait admettre la contractilité..... Je suppose un instant qu'il en soit ainsi, les hernieux en seraient-ils mieux partagés, leurs viscères ne seraient-ils pas à chaque instant menacés d'étranglement par leur retrait inopiné ?.... Heureusement la nature avait encore pris là la pauvre espèce humaine, en dépit d'elle, sous sa sainte égide !...

Chez les jeunes enfants, dira-t-on, il en est bien ainsi, puisqu'ils guérissent. Oh ! la différence est grande ; chez eux, c'est une omission de la nature, ou un arrêt de développement qui peut être causé par un vice héréditaire ; elle répare son oubli, ou elle effectue un peu plus tard ce qui aurait dû être fait plus tôt ; le médecin, alors, ne fait que l'aider et la diriger dans l'accomplissement de ce soin ; et si l'on réussit encore dans un âge un peu plus avancé (3 ans), ce n'est qu'en vertu du bénéfice admirable de la croissance ; passé cette époque, les cures sont aussi rares qu'inouïes ; d'ailleurs, et pour dernier argument, les nombreux bandagistes qui peuplent nos villes et nos bourgs témoignent surabondamment des vérités que je viens d'émettre.

Il me reste à parler des opérations sanglantes, des procédés plus ou moins ingénieusement aventurés à l'aide desquels on a tenté de remédier à l'infirmité qui nous occupe. — Ma tâche ne sera pas longue, car les énoncer, c'est tout à la fois les réfuter et les réduire à leur juste valeur. Qui est-ce qui n'en voit

---

(1) Quand son allongement a lieu, c'est aux dépens de l'éraillement et de l'amincissement de ses fibres.

au premier abord toute l'insuffisance? En effet, on conçoit que la juxta-position des lambeaux du sac ou des téguments à l'orifice inférieur, quelqu'adhérente qu'on la suppose, ne peut offrir assez de puissance pour résister à l'impulsion incessante des viscères, qui continueront toujours à s'introduire dans le canal par l'orifice supérieur resté béant; il s'ensuivra que la cicatrice s'allongera, cèdera, et que la hernie, n'étant plus contenue dans son sac fibro-séreux, se reproduira sous la peau, dont le tissu extensible lui permettra une ampliation extrême. — Pour que ce moyen eût quelque efficacité, il faudrait qu'il oblitérât exactement toute l'étendue du canal, et particulièrement l'orifice abdominal, et qu'en outre il empêchât le petit diaphragme de se déprimer en forme d'entonnoir. — Ainsi donc ce procédé ne vaut rien; il offre les mêmes inconvénients que ceux que nous avons signalés à l'occasion des bandages comme moyen curatif, avec un degré de plus de gravité, puisqu'il enlève toute espérance de guérison ultérieure.

Nous en dirons autant de la *suture dite royale*, qui consiste à coudre le sac herniaire le long du cordon testiculaire, puis à exciser celui-ci; du *point doré*, qui se pratique en incisant les téguments vis-à-vis le pédicule herniaire pour mettre le col à découvert et l'étreindre avec le fil d'or, soit seul, soit en y comprenant le cordon; de *l'opération comme pour la hernie étranglée*, ainsi que l'a proposé et tenté un chirurgien célèbre, J.-L. Petit, qui eut les plus funestes résultats entre les mains mêmes de son auteur puisqu'il perdit deux malades sur trois qu'il opéra. — La *ligature du sac* telle qu'on l'a pratiquée jusqu'à ce jour, quoiqu'elle paraisse un peu plus rationnelle, n'est que la reproduction du point doré. — Comme les autres procédés, elle n'intercepte que la sortie du canal, sans agir aucunement sur l'infundibulum, situé au-dessus d'elle, et resté comme de coutume largement perméable aux viscères, ce qui expose inévitablement la hernie à se reproduire; elle mérite donc aussi le blâme que nous leur avons adressé.

Mais de tous les moyens que nous venons brièvement d'examiner, il en est un qui exige une mention particulière en raison de sa singularité; nous le recommandons aux méditations des Montaigne et des Helvétius de nos jours : on prévoit déjà que nous voulons parler de la poche de baudruche remplie d'air, appliquée à l'orifice externe préalablement mis à nu, et qui déterminera, par sa présence, la sécrétion d'une lymphe plastique qui s'organisera en bouchon organique. — Vraiment, si le grave objet qui nous préocupe, prêtait à la dérision, nous aurions un beau sujet pour exercer notre malignité; mais à Dieu ne plaise, nous respectons trop la louable intention qui l'a dicté; pourtant il me rappelle l'observation suivante que je ne puis passer sous silence; je la livre sans commentaires au public,. persuadé qu'elle servira à lui donner la mesure du degré de confiance qu'on doit accorder à certains *guérisseurs, quoique patentés.* — Voici le fait. — Le 31 juin 1842, le petit garçon de M. X...., à**, âgé de 4 ans, en s'amusant à glisser sur une pente rapide, rencontra un fragment de bois long de 80 millimètres taillé en biseau, qui lui divisa obliquement les bourses en deux, et pénétra dans le ventre par le canal inguinal gauche, après avoir froissé et mis à nu la glande de ce côté, ainsi qu'une grande étendue du cordon. — Une anse intestinale échappée par miracle à l'action du corps vulnérant faisait hernie à travers l'ouverture accidentelle; le cas était grave, un *homme de l'art* fut mandé aussitôt; mais soit qu'il eût abjuré Apollon, notre divin maître, ce jour-là, soit qu'il eût succombé aux inspirations du vieux Silène, il ne trouva, dans son omnipotence chirurgicale, d'autre moyen pour oblitérer l'anneau, que celui d'y *fourrer un bouchon* de linge, puis avait appliqué des compresses imbibées de décoctions émollientes sur la partie malade, sans en excepter le conduit urinaire, et le tout était maintenu par des sous-cuisses!

Les proches et les assistants ne furent pas médiocrement émerveillés à la vue d'un pansement aussi *rdiionnel.* — Ils ne croyaient pas, dans leur simplicité, qu'il pût exister la moindre similitude entre leur fils et un tonneau qui épand ce qu'il contient.....

Le lendemain, quand j'arrivai, l'appareil exhalait déjà une odeur ammoniacale pénétrante.—J'ôtai une à une les pièces de pansement tout imprégnées d'urine, et j'entrevis le malencontreux bouchon que j'extrayai, non sans peine. Sa forme était celle d'un élégant champignon. Une légère contraction involontaire effleura sans doute mes lèvres en ce moment, car vingt éclats de rire à la fois y répondirent bruyamment à ma grande surprise; quinze jours après, et malgré mes avis, cet enfant avait repris ses jeux, il était parfaitement guéri.

On dira peut-être que je suis un confrère peu courtois. Quoi! voudrait-on que je me tusse en présence d'une pareille bévue? quoi! mon cœur serait insensible au souvenir de ce petit être qui criait miséricorde. Oh non! jamais!

Dans la courte revue que je viens de faire des procédés pour la cure radicale des hernies, j'ai omis de mentionner la cautérisation; moyen aussi barbare qu'aveugle dans son application, et tout aussi stérile dans ses résultats que les précédents. — Je fais abstraction de ses dangers inévitables. — Comme eux il ne peut agir que sur l'orifice extérieur, ou sur une petite étendue du canal de transmission; il devait donc aussi n'offrir aucune efficacité. — Ce n'est pas l'anneau sous-cutané ni le canal lui-même qu'il importe tant d'oblitérer, c'est l'orifice intérieur. — Ne sait-on pas que chez l'homme vigoureusement constitué, lors de l'acte vénérien, les glandes franchissent quelquefois l'anneau extérieur jusque dans le canal, sans qu'il en résulte le moindre inconvénient ni la moindre prédisposition à la hernie?—Ainsi à l'orifice intérieur gît seulement le problème à résoudre, la difficulté à vaincre. — Voilà pourquoi les tentatives qu'on a faites jusqu'à ce jour sont restées infructueuses. — Voilà encore pourquoi les espérances que nous avions conçues un instant, au commencement de ces études (préface), ne se réaliseront pas, car leur action ne peut s'étendre jusque-là. — Ce problème, cette difficulté, nous croyons les avoir résolus et vaincus à l'aide de notre procédé, ainsi que nous allons en donner la meilleure des preuves, celle de désigner les personnes que nous avons guéries, et que nous remercions sincèrement d'avoir bien voulu souscrire à la demande que nous leur avons faite de publier leurs noms. — Nous regrettons beaucoup que d'autres, par un sentiment exagéré que nous ne voulons pas analyser ici, aient cru devoir nous refuser cette satisfaction ; nous ne nous en plaindrons pas, quoiqu'elles nous soient préjudiciables à plus d'un titre, car elles nous offrent l'occasion de faire valoir le respect que nous professons pour les convenances qui nous sont imposées. —Quoi qu'il en soit, il résulte de nos études anatomiques et des faits irrécusables que nous possédons, et qui en sont les corollaires fidèles et rigoureux, que nous pouvons affirmer désormais, sans craindre d'être démenti, que toutes les hernies abdominales réductibles sont crurales. Il ne manque plus, pour que notre triomphe soit complet, d'en pouvoir dire autant de la hernie inguinale chez l'homme ; mais il n'en est pas encore ainsi ; une série d'expériences sur les animaux va être entreprise dans ce but, et j'entrevois l'heureux jour où le succès couronnera de nouveau mes efforts, du moins quant à la hernie directe et à celle par accolement au cordon.

Ce serait sans doute le lieu de décrire avec détail ma manière d'opérer; mais, outre que j'ai hâte d'annoncer ses résultats, je pense qu'il sera plus opportun de le faire quand j'aurai terminé les nouvelles études auxquelles je vais me livrer. — Jusque-là, qu'on veuille bien ne pas interpréter défavorablement mon silence; je ne veux pas faire un secret de mon procédé, encore moins un monopole ; je désire seulement me réserver la petite part de gloire qui doit me revenir. — Il me reste à remercier publiquement MM. Briffoteau, de Neuvillette, et Lesur, de Hauteville, cultivateurs distingués, et maires de leurs communes respectives, de l'empressement qu'ils ont mis à me fournir les nombreux sujets d'expérimentation que leurs établissements agricoles renfermaient, ainsi que MM. Hugo et Lemoyne, vétérinaires habiles, pour le zèle qu'ils ont apporté à me seconder.

OBSERVATION 1re.

Mme Leroy, domiciliée à Colonfay, âgée de quarante-cinq ans, d'une constitution forte, mais maigre par suite de ses souffrances continuelles, eut cinq ou six enfants. Lorsqu'elle accoucha pour l'avant-dernière fois, elle s'aperçut qu'elle portait une hernie, à l'aine droite, de la grosseur d'un œuf de poule; elle la maintint avec des bandages; mais, un dernier accouchement ayant eu lieu, la tumeur prit des dimensions énormes; aucun bandage ne pouvant plus la conteuir, elle fit usage d'un suspensoir. Cependant cette dame était exposée à des tourments qui se renouvelaient chaque jour, chaque instant. La vie lui était devenue insupportable; tantôt c'étaient des coliques atroces qui l'obligeaient de se rouler par terre; tantôt sa hernie s'engouait; elle vomissait pendant vingt-quatre, quarante-huit heures, quelquefois trois ou quatre jours. Cet état de souffrance extrême durait surtout depuis les trois dernières années; il y en avait douze environ qu'elle était hernieuse. — Je l'opérai le 22 mars 1842. — La tumeur offrait le volume et la forme de la tête d'un enfant de trois ans.—Elle était couverte de varices; — c'était une entérocèle. — Le collet, aminci, usé, admettait sans effort les quatre doigts réunis de la main. — L'opération dura quatre minutes. — Il s'écoula à peine plein une coquille de noix de sang. — Six semaines après, Mme Leroy avait repris les habitudes de son ménage; mais, bien auparavant, elle s'était occupée à coudre, etc. J'ai eu l'occasion de revoir souvent cette dame, elle jouit de la plus parfaite santé; son embonpoint et sa gaîté sont revenus. Elle me témoigne toujours la plus vive gratitude.

OBSERVATION II.

HERNIE CRURALE GAUCHE.

Mme veuve Cuv., à F., âgée de soixante ans, est atteinte d'une hernie crurale gauche depuis six ans. Cette dame résume à elle seule toutes les souffrances, les tortures attachées à cette cruelle infirmité. Son existence, depuis cette époque, n'est plus qu'un long supplice; pourtant elle porte un bandage, mais la hernie s'échappe toujours. — Suivant ses dires, elle eut plus de cent étranglements (il faut dire engouements) qui mirent ses jours en péril. — Elle implora l'opération, qui fut faite le 15 mai 1841. Elle ne présente rien de particulier à mentionner. — La tumeur était du volume d'un œuf d'oie et formée par l'intestin. — L'anneau admettait facilement deux doigts. — L'opération dura deux minutes et demie. — Six semaines après, Mme Cuv. avait repris ses occupations ordinaires. — Elle continue de jouir d'un repos et d'une santé parfaite, et qui lui semblent d'autant plus précieux qu'elle en fut privée pendant long-temps.

OBSERVATION III.

HERNIE CRURALE GAUCHE.

Mme Marast, fabricante de tissus à Proisy, âgée de quarante-deux ans, d'une constitution forte, quoique maigre, est affligée, depuis douze ans, d'une hernie crurale gauche du volume du poing, qu'elle gagna dans les efforts d'un accouchement.—Nombre de fois, dans cet espace de temps, la tumeur s'engoua (voyez les *Symptômes*). Cet accident était dû, sans doute, à la grande dilatation de l'anneau, qui permettait aux intestins de fuir sous le bandage. Celui-ci était devenu par ce fait plus nuisible qu'utile, on le jeta. Les souffrances n'en furent ni plus ni moins fréquentes. — Cependant un nouvel et dernier accident ayant eu lieu le 12 avril 1842, qui menaçait d'enlever la malade, on implora aussitôt mon assistance. — Je réduisis la hernie, et je procédai sans désemparer, selon le désir ardent de Mme Marast, à l'opération de la cure radicale.— Elle dura deux minutes. —L'anneau aurait pu recevoir quatre doigts réunis.—Seize mois se sont écoulés, au moment où j'écris ces lignes, Mme Marast vit heureuse et contente; elle a de l'embonpoint; elle ne regrette qu'une chose, c'est de ne m'avoir pas connu plus tôt.

OBSERVATION IV.

HERNIE CRURALE GAUCHE.

Dans la nuit du 29 au 30 mai 1842, je fus mandé chez Mme Bertrand, aubergiste et boulangère à Faty, pour lui pratiquer l'opération de la hernie étranglée. — Cette dame est âgée de quarante-six ans et mère d'une nombreuse et intéressante famille. — Depuis quinze années environ, elle était affligée de hernie crurale gauche qu'elle contracta dans une de ses dernières couches. Les habitudes laborieuses de Mme Bertrand n'ont pas peu contribué au développement de la tumeur, qui, sans être extrêmement volumineuse, ne laissait pas que de gêner singulièrement sous ce rapport. — Quant aux douleurs, Mme Bertrand ne jouissait d'aucune immunité; elle subissait la loi commune aux pauvres hernieux; pourtant elle portait d'ordinaire un bandage, mais souvent il lui arrivait de le jeter pendant son rude labeur, parce que sa hernie s'échappait de dessous et qu'alors il comprimait douloureusement ses intestins. Nombre de fois cet accident lui était survenu sans qu'elle s'en inquiétât davantage. Une telle confiance ne devait pas manquer d'amener des conséquences déplorables. Or, ce jour était arrivé, comme je l'ai dit.

Je trouvai Mme Bertrand en proie aux angoisses terribles qu'elle éprouvait depuis 36 heures; elle vomissait continuellement; la face était grippée et les traits exprimaient le désespoir et le découragement. Plusieurs grands bains n'avaient apporté aucun soulagement, ni les lavements de toutes façons qu'on lui avait administrés. Le pouls était petit et concentré.—La tumeur herniaire bilobée était tendue, rénitente et rouge, par suite des efforts prolongés et réitérés du taxis auquel elle fut soumise, et tellement douloureuse que la malade ne voulait pas me permettre d'y toucher. Néanmoins, j'essayai à mon tour avec les plus grands ménagements, pendant plus de deux heures et à plusieurs reprises, d'en obtenir la réduction; ce fut en vain.—Je prescrivis un grand bain prolongé, après lequel, ayant par-devers moi une assez belle masse de succès, je n'hésitai pas à pratiquer l'opération, convaincu d'ailleurs que le sillon qui partageait en deux la tumeur n'était autre que la cause de l'étranglement, et que je ne vaincrais jamais autrement cet obstacle.

L'opération fut un peu longue, comme je m'y attendais. — Non-seulement une anse intestinale en forme de S, s'échappait à travers une déchirure étroite du sac péritonéal et qui l'étreignait comme dans un lacs; le collet (du diamètre d'une pièce de 50 cent.) exerçait encore sur le pédicule herniaire une constriction très-puissante que je surmontai, toutefois, d'après ma manière, sans qu'il fût nécessaire de recourir au débride ment.

Six semaines après son opération, Mme Bertrand avait repris une partie de ses occupations. — Il y a quinze mois que cette dame est délivrée de ses maux, en même temps que d'une mort inévitable.

OBSERVATION V.

HERNIE CRURALE GAUCHE.

Si une honnête aisance, une piété profonde et sincère, un caractère aimable, des mœurs exemplaires, une beauté remarquable suffisaient pour donner le bonheur, assurément Mlle Th., d'E., devrait jouir d'une félicité parfaite et méritée. Malheureusement il n'en est pas toujours ainsi, Mlle Th. nous en offre la preuve. En effet, dès l'âge de trois mois, cette personne fut atteinte d'une hernie crurale gauche, contre laquelle on employa infructueusement tous les bandages connus pendant sa première jeunesse.— Plus tard, Mlle Th., obéissant à un sentiment de pudeur exagéré sans doute, mais bien naturel aux âmes pures, cachait son mal même à ses proches, auxquels elle donnait aisément le change en simulant d'autres douleurs que celles de son infirmité, et dont ils la croyaient guérie depuis longtemps. Ses bandages, elle les construisait en toile et la nuit, etc.

L'époque si désirée et si pleine de douces appréhensions pour une jeune personne bien née fut, pour Mlle Th., un sujet de chagrins et de tourments sans nombre. Pressée de tous côtés par ceux qui lui offraient leurs hommages, et par ses parents, qui ne comprenaient pas les motifs de ses scrupules, elle allait enfin manifester l'intention de se retirer dans une maison religieuse, lorsqu'un accident véhément, imprévu, causé par sa hernie, vint dévoiler ses nobles résistances à sa famille éplorée, qui dut appeler un chirurgien. — Des bandages plus rationnels furent appliqués, mais leur efficacité ne fut que momentanée ; les crises se renouvelèrent à de courts intervalles , et Mlle Th. crut devoir les attribuer aux bandages, et revint bientôt sans aucun bénéfice à ses ceintures en toile. — Ainsi s'écoulèrent dans les douleurs et dans les larmes les plus belles années de cette intéressante personne.

Cependant la tumeur s'accroissait chaque année, et les souffrances suivaient avec une effrayante proportion sa marche ascendante. Mlle Th. ne savait plus à quel moyen se recommander ; elle se voyait réduite à traîner misérablement son existence déjà si pénible, ou condamnée à une mort cruelle. Elle nous connut ; elle invoqua l'opération, qui lui fut pratiquée le 15 juin 1841, à l'âge de trente-deux ans.—Elle dura deux minutes.— La tumeur était du volume de deux poings réunis et couverte de varices ; l'intestin la formait, ainsi qu'une petite pelote graisseuse. — L'anneau était du diamètre d'une ancienne pièce de 3 francs. — Voilà plus de deux années que l'opération est faite; depuis cette époque, Mlle Th. jouit d'une santé sans égale.

OBSERVATION VI.

HERNIE SCROTALE VAGINALE GAUCHE AVEC ATROPHIE DE LA GLANDE.

Le 15 juin 1842, M. Hutin, au Bois-Lagny, m'appela pour voir son petit garçon, âgé de quatre ans, qui portait depuis sa naissance une hernie scrotale gauche.—Pendant les premières années, on en espéra la cure radicale par des bandages; mais, soit manque de confiance en ce moyen ou découragement, on l'abandonna définitivement à elle-même. — Dès lors, elle prit un accroissement prodigieux en peu de temps et devint la source d'une infinité de maux. La nutrition s'opérait incomplétement, et le pauvre petit hernieux était maigre, émacié et d'une tristesse profonde. — Il semblait avoir la conscience de son état.—Quand je le vis, la tumeur dépassait les genoux, et lorsqu'il pleurait, elle se prolongeait au delà de deux à trois travers de doigt. — Sa circonférence était d'au moins trente centimètres, et sa forme celle d'un cône à sommet inférieur. — Une petite nodosité, située au tiers inférieur et postérieur de la hernie, me parut être la glande atrophiée, réduite à l'épaisseur et au diamètre d'un de ces boutons de nacre qu'on met au collet des chemises. — L'ampliation extrême de l'anneau avait totalement effacé les courbures légères du trajet inguinal. —Ce n'était plus, à vrai dire, qu'une large ouverture circulaire et directe à bords amincis, qui aurait permis facilement d'y introduire quatre doigts réunis.—M. Hutin redoutait avec raison cette cruelle affection, qui déjà lui avait ravi un fils du même âge. En présence d'une telle infirmité, qui menaçait d'englober la totalité de la masse intestinale, je crus pouvoir en toute conscience faire abstraction d'une glande, qui ne méritait même plus ce nom.—En conséquence, je pratiquai l'opération; elle n'offrit rien de remarquable. — La hernie était formée par l'intestin et l'épiploon, et pénétrait dans la gaîne propre au cordon, dont les éléments, considérablement séparés, ne présentaient plus que des lignes filiformes; la glande était encore plus atrophiée que je ne l'avais prévu, et ressemblait à du caséum desséché. J'ai revu cet enfant un an après l'opération; il est frais et potelé; sa gaîté est charmante. — Il est inutile de dire qu'il n'a plus de hernie.

OBSERVATION VII.

HERNIE A LA LIGNE BLANCHE.

Mme L., cultivatrice à W., âgée de quarante-deux ans, portait, depuis son deuxième et dernier accouchement, une hernie à trois travers de doigts au-dessus de l'ombilic, qui la faisait fréquemment souffrir, quoiqu'elle fût soutenue par une ceinture. —Souvent cette tumeur était le siége d'excoriations causées par les frottements répétés de la ceinture, qui n'était pas toujours entretenue dans un état suffisant de souplesse et de propreté. — Elle rentrait facilement; mais elle sortait aussi au moindre mouvement. C'étaient l'intestin et l'épiploon qui la formaient. — L'anneau avait à peu près le diamètre d'un petit écu. — Depuis longtemps, Mme L. ne pouvait plus vaquer à ses occupations, qui sont fatigantes, par la crainte d'exaspérer ses souffrances. Elle se soumit à l'opération, le 26 décembre 1841, qui dura environ trois minutes ; elle ne perdit pas dix gouttes de sang. — Un mois ne se passa pas sans que cette dame eût repris les soins les plus légers de son ménage.

OBSERVATION VIII.

HERNIE INGUINALE GAUCHE COMPLIQUÉE DE VARICO-SARCOCÈLE.

M. Sarrasin, à Tupigny, âgé de quarante-cinq ans, d'une constitution vigoureuse, quoique maigre, a été opéré d'un cancer de la lèvre inférieure il y a trois ans. L'opération réussit bien, c'est-à-dire qu'elle ne récidiva plus à son siége primitif.—Deux ans après, sans cause connue, la glande séminifère du côté gauche devint peu à peu le siége de douleurs lancinantes fréquentes qui n'empêchèrent pourtant pas M. Sarrasin de se livrer aux travaux journaliers que nécessitait sa houblonnière. — Huit mois plus tard, à l'occasion d'un effort pour soulever un fardeau, M. Sarrasin ressentit dans l'aine droite un claquement très-vif, très-douloureux, qui l'obligea d'y porter la main et d'interrompre ses occupations. — Il s'aperçut aussitôt qu'une hernie s'était produite dans le scrotum. — La tumeur ne fut pas contenue ou le fut mal ; elle fit des progrès rapides et ne tarda pas à atteindre le volume d'un œuf d'oie. — La maladie de la glande séminifère n'était pas restée stationnaire pendant ce temps les douleurs s'y succédaient à de courts intervalles, et bientôt elles ne laissèrent plus de relâche.— La sensation d'un poids considérable gênait singulièrement la marche.—M. Sarrasin avait fini par abandonner entièrement ses travaux, autant par l'inquiétude qui le poursuivait sans cesse qu'à cause de ses souffrances. — Quand j'observai le malade pour la première fois, la tumeur offrait le volume de deux poings réunis; elle était composée par l'intestin et par la glande affectée. — Celle-ci était bosselée, dure, et avait acquis à peu près le double du volume de celle opposée. — Sa surface présentait au toucher un lacis considérable de veines extrêmement dilatées. — L'opération fut pratiquée le 23 décembre 1842. Elle ne se prolongea pas au delà de trois minutes.—Quelques petits vaisseaux sanguins durent être liés.—La hernie était par accolement au cordon.—L'anneau pouvait facilement admettre trois doigts. — L'ouverture de la glande justifia mon diagnostic, — déjà elle présentait un ramollissement à son centre. — M. Sarrasin est délivré de ses terreurs et jouit de la plus brillante santé. — Il n'est plus question de sa hernie.

Réflexions.

Je connais en ce moment plusieurs personnes qui ont été affectées ou le sont encore de cancer à la lèvre; toutes faisaient usage de pipes courtes. —Mais, chose remarquable et digne des méditations des hommes de l'art, c'est que cette maladie a récidivé chez la plupart après un laps de temps plus ou moins considérable et dans un lieu plus ou moins éloigné du siége primitif.—Ainsi, dans la seule commune de Leschelle, je puis citer depuis un an M. H., qui mourut peu de mois après l'opération; M. Félix L., chez qui la maladie a récidivé aux glandes sous-maxillaires, et qui expie dans une lente agonie quatre années de sécurité; enfin M. S., qui est aussi un ex-habitant de cette commune. Je puis encore citer M. H.., à Hauteville, M. E., à Buironf., chez lesquels l'affection reparaît aux glandes sous-maxillaires,—le premier a été opéré il y a 3 ans, le deuxième il y a six mois. — A quoi faut-il attribuer ces rechutes? Je n'en sais rien..... Cependant il semble (et je n'émets cette opinion qu'avec hésitation et sous bénéfice d'inventaire), il semble, dis-je, que l'opération sanglante débarrasse trop promptement, si je puis m'exprimer ainsi, de cette affection, surtout lorsqu'elle est ulcérée et n'est point renfermée dans un kyste. Les vaisseaux blancs nutritifs ou lymphatiques qui l'entourent n'ont pas la facilité ni souvent le temps d'éliminer le vice qu'ils contiennent, parce que la cicatrice est trop hâtive. De là viennent probablement les récidives locales, ou le transport du virus à travers l'économie, jusqu'à ce qu'il fasse de nouveau élection de lieu. — La méthode des emplâtres caustiques me paraîtrait plus rationnelle, si toujours on pouvait l'employer exclusivement, car, par elle, la suppuration qui afflue pendant quinze jours, trois semaines et plus, détermine le dégorgement des vaisseaux blancs circonvoisins, attire le mal et le localise mieux. Peut-être encore la nature de l'agent caustique étant absorbée en partie, détruit-elle ce vice dans l'économie, ainsi qu'il en est du mercure et de l'iode pour les maladies syphilitiques et scrofuleuses, avec lesquelles cette affection paraît avoir de si étroites analogies. — Il serait donc important et rationnel tout à la fois de toujours administrer à l'intérieur, conjointement avec l'opération quand ce mode est indispensable, des médicaments qui fussent doués de cette propriété neutralisante et curative, telles que paraissent la posséder l'arsenic, le sublimé, etc....

OBSERVATION IX.

HERNIE CRURALE DROITE ÉTRANGLÉE.

Voyez page 49, Mme Bruno.

OBSERVATION X.

HERNIE CRURALE DROITE CONGÉNIALE.

M. Bl., propriétaire à J., est père d'une charmante enfant de douze ans ; malheureusement elle est affligée, depuis sa naissance, d'une hernie crurale droite qui offrait, au moment où je la vis, le volume d'un œuf de dinde. — L'opération, pratiquée le 9 novembre 1841, dura deux minutes et demie. — Elle ne présenta rien de particulier à noter : le sac contenait environ 60 grammes d'eau. M. Bl., qui voyait l'avenir de sa demoiselle brisé, est heureux de me témoigner sa reconnaissance en me permettant de publier son nom. Je ne profiterai pas de cette offre généreuse : on comprend les obligations que m'impose l'avenir même de cette jeune et intéressante personne. — J'imiterai cette réserve (qui d'ailleurs m'est recommandée) à l'égard des observations de mesdemoiselles B., Th., Dup., de Mmes C. et veuve Leb., qui n'ont rien de remarquable que l'intérêt qui s'attache naturellement à une personne connue ou à un fait que l'on peut vérifier au besoin. Comme je ne puis livrer ces noms, je me bornerai, pour éviter des répétitions qui pourraient devenir fastidieuses, à tracer sommairement leur histoire pathologique, me réservant de donner individuellement aux personnes qui le désireraient de plus amples renseignements, ainsi qu'il me l'a été accordé.

OBSERVATION XI.

La demoiselle de M. B., cultivateur à la V., âgée de trois ans huit mois, était atteinte de hernie crurale gauche dès l'âge de deux mois; on employa inutilement plusieurs bandages.—Elle fut soumise à l'opération le 25 novembre 1842. — La tumeur offrait déjà le volume d'un gros œuf de poule.—C'était l'intestin qui la formait. Cette enfant guérit très-promptement.

OBSERVATION XII.

Mlle P. Th. d'E., parente de la personne qui fait le sujet de l'observation V, fut atteinte, à l'âge de trente-cinq ans, d'une hernie crurale gauche, qu'elle ne voulut pas s'astreindre à porter plus de quatre mois, ayant sous les yeux l'exemple de sa cousine.—L'opération fut pratiquée le 24 août 1842.—Elle dura très-peu de temps.—La tumeur ne dépassait pas le volume d'une grosse noix.—Elle était fournie par l'intestin et par une pelote graisseuse extérieure au sac. — Cette dame se félicite chaque jour de sa prompte résolution.

OBSERVATION XIII.

M. J.-P. Dup., à H., est père d'une petite demoiselle de trois ans et demi, qui apporta en naissant une hernie crurale gauche. — Quand j'observai la tumeur pour la première fois,—elle avait acquis le volume d'un œuf de poule.—L'intestin la formait. — Cette enfant n'avait jamais voulu souffrir aucun bandage.—L'opération fut faite le 30 juin 1841, à l'âge susdit.—La cure s'en fit rapidement.

OBSERVATION XIV.

Mme M. C., fabricante à B., âgée de quarante ans, d'un tempérament vigoureux, se vit subitement affligée d'une hernie crurale droite dans un accès de toux, il y a environ dix années. Je lui proposai l'opération, qui fut pratiquée le 15 mai 1842. — La tumeur, du volume du poing, était composée par l'intestin et une petite portion épiploïque et couverte de varices.

OBSERVATION XV.

Mme veuve Henry Leb., couturière à S., âgée de trente ans, d'une constitution délicate, portait, depuis cinq ans, une hernie crurale gauche, qui lui était survenue sans cause connue.— Elle réclama mon opération le 28 mai 1841.—La tumeur, du volume d'un petit œuf, était extrêmement difficile à contenir et *méchante*.—Elle était fournie par l'intestin. — L'opération fut très-prompte, elle n'exigea pas deux minutes.

OBSERVATION XVI.

HERNIE SCROTALE DROITE.—ATROPHIE COMPLÈTE DE LA GLANDE.

M. Delvas, à Tupigny, est chargé d'une nombreuse famille.—Un de ses fils, âgé de quatorze ans, est affecté d'une hernie inguinale droite depuis sa naissance.—Soit manque de fortune, soit incurie (et malheureusement ces deux causes sont trop souvent réunies à la campagne), on ne lui fit jamais porter de bandage; la tumeur atteignit promptement le volume et la forme d'un œuf de dinde.—Si la hernie n'était point considérable par rapport à son ancienneté, elle causait souvent des souffrances qui compromettaient la santé, quelquefois la vie du jeune malade; souffrances auxquelles ajoutait probablement encore une alimentation grossière, indigeste. — Quand il se présenta à mon observation, la plus scrupuleuse attention ne me fit découvrir aucune glande du côté affecté; je réduisis la hernie et m'assurai qu'elle n'était point arrêtée à l'anneau externe, dans le trajet inguinal ou à l'orifice interne; cet examen me fut facile, car les deux anneaux étaient réunis et transformés en une ouverture circulaire et directe à bords tranchants, du diamètre d'une pièce de trente sous, d'où le doigt explorait parfaitement le pourtour de l'anneau abdominal.—Je ne rencontrai rien qui pût me donner cette assurance; je présumai alors qu'elle pouvait être restée en son lieu primitif. — En conséquence, je me décidai à l'opération, convaincu que le séquestre de la glande dans l'abdomen ne pourrait nuire en aucune manière à l'acte de la reproduction.— Elle n'offrit rien de remarquable, sinon son extrême promptitude. — La hernie était fournie par l'intestin, et, chose surprenante ! elle pénétrait entre les éléments épars du cordon, réduits à une telle ténuité qu'ils étaient presque méconnaissables à la première vue.— La glande atrophiée ne présentait pas la surface ni l'épaisseur d'une lentille.—Trois semaines après son opération, qui se fit le 5 janvier 1843, ce petit garçon, indocile, courait sur le toit d'une maison voisine en construction. — Il était parfaitement guéri.

OBSERVATION XVII.

Il est au hameau du Bois-Lagny une chaumière entourée de jolies propriétés, que cultive de ses mains un vieillard de soixante-dix ans. — Là s'achemine paisiblement vers la tombe une vie heureuse, qui ne connut jamais le monde et ses passions tumultueuses : c'est l'habitation de M. J.-P. Desmonceau. Rare exemple des vertus d'un autre temps, les soins qu'il accorde à son jardin et à son verger absorberaient toute son existence, s'il n'avait un Dieu à servir, des infortunes à soulager et des voisins à obliger.

Exempt des infirmités qui accompagnent ordinairement son grand âge, notre vénérable patriarche a cependant aussi sa part des souffrances inhérentes à la nature humaine.—Depuis vingt-cinq ans, il porte une tumeur dans le scrotum.—D'abord petite et indolente, elle atteignit lentement un volume considérable et devint douloureuse par moments.—Il y a environ douze années, M. Desmonceau fit une chute du haut d'un jeune arbre qu'il était occupé à greffer ; dans le violent effort qu'il tenta pour rétablir l'équilibre, il sentit un claquement très-distinct dans l'aine droite, semblable à un coup de fouet. Dès cet instant, il remarqua un accroissement dans le volume de sa tumeur et dans l'intensité de ses souffrances, qui furent pour ainsi dire permanentes. — On lui conseilla un suspensoir, qui les apaisa pendant quelques années ; mais bientôt elles devinrent plus vives et continuellement lancinantes. — Ce surcroît d'épreuves n'altéra point la bonhomie de M. Desmonceau. Toujours bienveillant envers ceux qui l'entouraient, il continua de cultiver et souvent de confondre dans une tendresse presque égale et ses excellents voisins et ses arbres chéris, dont le jus pétillant et doré lui offrait aussi de douces consolations. Cependant, une chute nouvelle ayant eu lieu sur la tumeur, M. Desmonceau fut enfin obligé de se mettre au lit. Des vomissements survinrent et des coliques se déclarèrent. —On crut d'autant plus aisément à l'existence d'un étranglement qu'une dame des environs était morte peu de temps auparavant des suites de ce terrible accident. On me pria, en conséquence, de venir lui faire l'opération de la hernie étranglée. — Quand j'arrivai, voici ce que j'observai : — la tumeur scrotale était du volume d'une bouteille, et sa forme celle d'un cône à sommet inférieur. Elle était très-dure, très-résistante et donnait un son mat, excepté à sa base et en dehors , où elle était molle, pâteuse et un peu plus sonore.—Le conduit urinaire était complétement submergé.—

Il n'y avait pas à s'y méprendre, c'était une hydrocèle compliquée d'une hernie entéro-épiploïque par accolement.— Mais l'hydrocèle n'étant point transparente ni bosselée, j'avoue que cette double circonstance me faisait tenir sur la réserve au sujet de sa nature; je ne réfléchissais pas assez au grand âge du malade. — Je m'occupai de la hernie, dont je réduisis sans peine une partie; — l'autre, qui était formée par l'épiploon, ne voulut pas rentrer, quoique je fisse, probablement à cause des adhérences que celui-ci avait contractées avec le sac.—Je n'insistai pas davantage; d'ailleurs, M. Desmonceau m'assurait que ce n'était pas là qu'il souffrait, mais plus bas, dans le centre de la tumeur, et il me conjurait avec tant d'instances de le délivrer de ses maux, qu'il disait être atroces, que je me décidai à lui pratiquer l'opération de l'hydrocèle par *excision* (méthode que j'ai adoptée, parce que les récidives ne sont pas à craindre et qu'elle n'est pas plus douloureuse que par l'injection). Je fis une ponction exploratrice, mon bistouri pénétra difficilement; je craignis un instant d'être tombé sur la glande hypertrophiée; mais quel ne fut pas mon étonnement de voir sortir par la petite plaie que j'avais faite une bouillie noirâtre, semblable à de la suie délayée! J'agrandis l'ouverture sur ma sonde, il s'échappa aussitôt des grumeaux gros comme le pouce, convexes et lisses d'un côté,—concaves de l'autre, et présentant des aspérités comparables à des stalactites.—J'y introduisis le doigt, et je reconnus que les parois du kyste, presque osseuses, et d'une épaisseur de deux pièces de cinq francs, étaient incrustées d'une couche identique aux fragments que je voyais; — des végétations paraissant s'élever du lieu que devait occuper la glande, s'irradiaient dans tous les sens. — Il n'y avait plus à en douter, j'avais affaire à un cas rare, peut-être à un cancer mélanose de la glande. Je débarrassai entièrement la poche de la bouillie épaisse qu'elle contenait, et j'en obtins plus d'une assiette pleine à fond noir, dont la plupart des habitants des campagnes font usage pour servir la soupe : j'en évaluai la pesanteur, ainsi que les assistants, à plus d'un kilogramme. Ensuite, je circonscrivis la tumeur vers son tiers inférieur, entre deux incisions semi-elliptiques, et j'abrégeai d'autant, par ce moyen, ma dissection, qui, malgré cela, fut encore longue et pénible, parce que le tissu cellulaire, qui unissait le scrotum aminci à la paroi cartilagineuse du kyste, était extrêmement dense et serré. — La cloison n'existait plus, la glande saine dut être découverte. Quand j'arrivai à la base de la tumeur, qu'elle fut mise à nu ainsi que l'était déjà une partie du sac herniaire, j'entrepris de délivrer M. Desmonceau de tous ses maux à la fois, persuadé que la nouvelle opération que j'allais faire n'ajouterait pas beaucoup à la gravité de son état actuel, ni à la longanimité de sa patience, qui fut admirable.—Le cordon était sain au delà du kyste ; la forte striction exercée par la paroi de celui-ci l'avait probablement préservé.—Il y a aujourd'hui, 15 août 1843, six semaines que l'opération est faite ; déjà M. Desmonceau a visité son jardin, qu'il trouve un peu négligé depuis sa longue absence. Sa santé s'améliore chaque jour ; il n'est plus question de hernie. Tout nous fait donc espérer que ce digne et respectable vieillard coulera longtemps encore des jours heureux et sereins.

J'ai conservé la pièce anatomico-pathologique, elle pèse quatre cents grammes ; il ne reste plus de la glande que des végétations.

OBSERVATION XVIII.

Dans les premiers jours d'octobre 1843, je fus consulté par Mme Lefèvre-Lavisse, demeurant à Hauteville, pour une hernie crurale droite qu'elle porte depuis 23 ans, et qu'elle contracta lors de son premier accouchement.—Cette dame est âgée de cinquante-trois ans, d'une petite stature, d'une constitution altérée par suite de ses longues souffrances ; ses traits allongés portent encore les traces récentes d'un dernier accident causé par sa hernie.—La tumeur est du volume d'un gros œuf d'oie ; elle est formée par l'intestin.—L'opération fut pratiquée le 13 du même mois. Mme Lefèvre n'exhala pas un soupir, quoiqu'elle se prolongeât de quelques minutes au delà de la durée ordinaire. — L'anneau admettait facilement deux doigts. — La fièvre de suppuration n'eut pas lieu.—Il y a aujourd'hui 18 jours que Mme Lefèvre est délivrée de sa hernie : tout me donne l'espérance et même la certitude que c'est encore une victime arrachée à cette cruelle infirmité, qui vient encore de ravir la vie à deux personnes à trois jours d'intervalle, l'une à Guise, l'autre à Proisy.— Déjà Mme Lefèvre se promène dans sa chambre, etc.

J'ai lu avec attention et intérêt le mémoire écrit par M. le docteur Cavenne, il est d'un homme qui est parfaitement au courant de la science, et connaît bien son affaire. Bien que je sois en général opposé aux divers moyens qui ont été proposés et pratiqués pour la cure radicale des hernies, je ne saurais cependant émettre une opinion sur la valeur du procédé employé par M. Cavenne, ce procédé n'étant pas décrit dans le mémoire qui m'a été remis.

Paris, le 1er *décembre* 1843.

Jules CLOQUET,

Professeur à la Faculté de Médecine de Paris.

M. Cloquet n'ayant pu vérifier par lui-même les heureux résultats de notre pratique, chacun appréciera la réserve que l'illustre chirurgien en chef de l'hospice de perfectionnement a cru devoir mettre dans son approbation, mais les faits sont là, patents, mes lecteurs peuvent en prendre connaissance.

www.ingramcontent.com/pod-product-compliance
Ingram Content Group UK Ltd.
Pitfield, Milton Keynes, MK11 3LW, UK
UKHW021123260726
13994UKWH00002B/975

9 782329 119915